Zhamshid Arslonovich Norchaev

TRATAMENTO GLOBAL DA SÍNDROME DO PÉ DIABÉTICO

Zhamshid Arslonovich Norchaev

TRATAMENTO GLOBAL DA SÍNDROME DO PÉ DIABÉTICO

ScienciaScripts

Cover image: www.ingimage.com

This book is a translation from the original published under ISBN 978-3-659-82253-7.

Publisher:
Sciencia Scripts
is a trademark of
Dodo Books Indian Ocean Ltd. and OmniScriptum S.R.L publishing group

120 High Road, East Finchley, London, N2 9ED, United Kingdom
Str. Armeneasca 28/1, office 1, Chisinau MD-2012, Republic of Moldova, Europe
Managing Directors: Ieva Konstantinova, Victoria Ursu
info@omniscriptum.com

Printed at: see last page
ISBN: 978-620-8-36638-4

JAMSHID ARSLONOVICH NORCHAEV
TRATAMENTO GLOBAL DA SÍNDROME DO PÉ DIABÉTICO

ÍNDICE DE CONTEÚDOS

INTRODUÇÃO

O problema da diabetes mellitus (DM) continua a ser um dos problemas médicos e sociais mais prementes, devido à sua prevalência generalizada, à tendência para aumentar a frequência e à gravidade de numerosas complicações difíceis de tratar [66, 103]. De acordo com dados da OMS, há 170 milhões de pessoas que sofrem de DM no mundo [126]. De acordo com as previsões da OMS, o número total de doentes com diabetes, que era de 120 milhões em 1996, irá aumentar até 1996. 120 milhões de pessoas, aumentará para 250 milhões em 2025 [122]. [122]. A síndrome do pé diabético (SPD) é uma das complicações da diabetes mellitus que mais frequentemente conduz à incapacidade e à redução da qualidade de vida, ocorrendo em 15% dos doentes [138]. Nos EUA, dos 16 milhões de doentes com diabetes, 1,5 milhões têm doença ulcerosa do pé [174], sendo responsável por 20% de todas as hospitalizações cirúrgicas e 50% de todas as amputações não traumáticas [154]. Um em cada dois doentes com diabetes mellitus é operado, um em cada quatro por uma complicação purulenta-necrótica nos membros inferiores [119]. As amputações dos membros inferiores em doentes deste grupo são efectuadas 15 vezes mais frequentemente do que no resto da população [103]. De 50 a 70% do total de amputações de membros inferiores são de pacientes com DM [51]. De acordo com Muller J.S. (2002) e Benotmane A. (2001), a taxa de amputação em pacientes com DM é de 17,4-23%, e a mortalidade chega a 9,1%. Anualmente, no mundo, o número de amputações de membros inferiores em doentes com DM ultrapassa os 200 000 [251]. No prazo de 3 anos após a amputação, 35% dos doentes morrem [129]. Os resultados dos estudos demonstraram a necessidade de tratar os doentes tendo em conta as formas clínicas da SDS, a profundidade e a disseminação do processo necrótico purulento. Foram propostos vários métodos de tratamento cirúrgico das formas neuropáticas e isquémicas da SDS, tendo sido desenvolvidas indicações e contra-indicações para a sua realização [46, 95]. Sabe-se que a neuropatia, a isquémia e a infeção desempenham um papel importante no desenvolvimento de processos necróticos purulentos nas extremidades inferiores. Nos últimos anos, têm sido efectuados estudos para diagnosticar e tratar as alterações ósseas e articulares na SDS, para identificar o papel da osteoartropatia no desenvolvimento de complicações necróticas purulentas dos membros inferiores na SDS. A frequência da DOAP varia de 1 a 55%. Esta inconsistência de dados está associada a diferenças nos métodos de exame e a diferentes critérios de diagnóstico da osteoartropatia [33, 79, 113]. As medidas terapêuticas e de diagnóstico destinadas à deteção precoce e ao tratamento da forma osteoartropática da SDS não estão suficientemente desenvolvidas. Os métodos de tratamento propostos, devido à sua ineficácia, não têm sido amplamente utilizados. Não existem indicações e contra-indicações específicas para o tratamento conservador e cirúrgico da osteoartropatia diabética. A importância das alterações ósseas no desenvolvimento da SDS e das suas complicações continua a ser controversa. A terapia local de processos necróticos purulentos nas extremidades inferiores na DM com enzimas proteolíticas ocupa um dos principais lugares no arsenal de medidas terapêuticas para a SDS. As preparações de enzimas isoladas de material microbiano e animal são amplamente reconhecidas [3, 33, 34], mas as preparações de enzimas proteolíticas isoladas de plantas não são menos promissoras [57, 97]. A desvantagem das enzimas proteolíticas é a sua rápida inativação sob a influência de agentes desnaturantes e flutuações de pH. Por conseguinte, as enzimas proteolíticas têm determinados requisitos: serem resistentes, estáveis à influência de agentes desnaturantes e manterem uma atividade elevada em diferentes parâmetros de pH do processo necrótico-purulento. In vivo, um biocatalisador encontra-se entre um enorme conjunto de outras macromoléculas, pelo que a escolha da mistura de enzimas é de particular interesse [84]. A análise da informação dos últimos anos indica a possibilidade e a prospectividade da utilização de um complexo de enzimas proteolíticas do látex dos frutos de Carica papaya, que inclui a cucumazima. Os processos purulento-necróticos nas extremidades inferiores em SDS são acompanhados por distúrbios funcionais-orgânicos pronunciados de órgãos e sistemas vitais. Estas condições exigem o desenvolvimento de tais métodos de terapia complexa, que devem ser altamente eficazes, acessíveis, fáceis de usar e ter um impacto em todas as ligações patogénicas da SDS. Nos últimos anos, os métodos físicos de tratamento são amplamente utilizados no complexo de medidas terapêuticas das doenças purulentas-inflamatórias. Existem relatos sobre a utilização de autotransfusão de sangue irradiado por ultravioleta e cavitação por ultra-sons no tratamento de feridas purulentas [54, 77, 109, 153]. No entanto, na literatura, os resultados da eficácia destes métodos no tratamento da SDS permanecem controversos. A classificação das lesões purulentas-necróticas das extremidades inferiores na SDS deve refletir a etiopatogénese da lesão, permitir determinar as tácticas de tratamento, ter significado prognóstico e ser fácil de utilizar [8, 95]. Por sua vez, cada forma de SDS requer a descrição pormenorizada da natureza, profundidade e extensão da lesão, com registo das complicações necróticas-purulentas em desenvolvimento. Recentemente surgiram na literatura trabalhos que apresentam os resultados de análises das principais causas da baixa eficiência do atendimento aos pacientes com SDS [90]. Considera-se que os principais erros terapêuticos e de diagnóstico são a falta de uma abordagem diferenciada das formas clínicas da SDS e a avaliação incorrecta da gravidade da SDS sem ter em conta os dados físicos, laboratoriais e instrumentais. É necessário desenvolver um algoritmo de medidas terapêuticas e de diagnóstico na SDS, que permita identificar atempadamente as formas clínicas e as fases da SDS e desenvolver métodos suaves de tratamento complexo das formas destrutivas do pé diabético, com o objetivo de preservar a função de apoio do pé [43].

COMPLICAÇÕES NECRÓTICAS PURULENTAS DOS MEMBROS INFERIORES NA DIABETES MELLITUS

Atualmente, o número de doentes com DM em todo o mundo ultrapassa os 170 milhões [22]. A dinâmica da incidência crescente do envolvimento do pé mostra que 15% dos mais de 170 milhões de doentes com DM em todo o mundo têm ou terão alterações anatómicas ou patológicas nas extremidades inferiores com uma vasta gama de problemas nos pés [139,140]. Um relatório de um grupo de estudo da OMS identificou o "pé diabético" como uma doença distinta [22,150].
A síndrome do pé diabético (SPD) é uma condição patológica dos pés de um doente com DM, que ocorre no contexto de lesões dos nervos periféricos, vasculares, da pele e dos tecidos moles, dos ossos e das articulações e cria condições para a formação de úlceras agudas e crónicas, lesões dos ossos e das articulações e processos necróticos purulentos [38]. A gangrena diabética, que se desenvolve em consequência de um diagnóstico intempestivo ou de um tratamento inadequado da SDS, ocupa o primeiro lugar entre as causas de amputações não traumáticas [14]. Anualmente, no mundo, o número de amputações de membros inferiores em doentes com DM ultrapassa os 200 000, 11 000 dos quais na Rússia [15,74]. Tendo em conta a prevalência de doentes com DM e a elevada frequência de SDS, em 1989, os governos dos países europeus, dos EUA e de alguns países asiáticos assinaram a Declaração de S. Vicente, com base na qual foi desenvolvido um programa de prevenção e tratamento da DM, segundo o qual, em muitos países do mundo, foram criados centros especializados para o atendimento de doentes com complicações necróticas purulentas nas extremidades inferiores.

A patogénese da SDS é extremamente complexa e, tendo em conta as alterações relacionadas com a idade, inclui a angio, osteo e neuropatia típicas da diabetes [4,20,49,113], contra as quais se desenvolvem processos purulento-necróticos graves caracterizados por uma composição específica da microflora [162,192]. Os principais factores no desenvolvimento da úlcera do pé diabético são a neuropatia e a isquémia [124].

A formação da neuropatia baseia-se numa variedade de mecanismos patogénicos, que se dividem essencialmente em duas categorias principais - metabólica e vascular [38]. A categoria metabólica inclui a ativação da via do poliol do metabolismo da glicose, o stress oxidativo e a formação deficiente de factores de crescimento [162]. A categoria vascular inclui a insuficiência nervosa microvascular (vaza nervorum) [174]. As perturbações do metabolismo e do fluxo sanguíneo na fibra nervosa estão inter-relacionadas em diferentes fases da patogénese da neuropatia diabética. A hiperglicemia crónica desempenha um papel fundamental na patogénese da neuropatia. Os estudos DCCT (Diabetes Control and Complication Trial) provaram que é a hiperglicemia que é responsável pelo desenvolvimento da neuropatia diabética [145]. Clinicamente, a neuropatia manifesta-se pelo desenvolvimento progressivo de dor e anestesia térmica, bem como pela diminuição da sensibilidade tátil, vibratória e proprioceptiva [183]. Com a perda progressiva de sensibilidade, desenvolve-se uma fraqueza dos músculos do pé. A disfunção dos músculos flexores e extensores leva à formação de deformações neuropáticas típicas. Além disso, a neuropatia leva a uma diminuição do tónus capilar, à dilatação paralítica das derivações, à descarga patológica de sangue das artérias para as veias e contribui para a formação de um processo destrutivo dos tecidos moles do pé com o fluxo sanguíneo principal preservado. A neuropatia diabética é a causa do desenvolvimento da SDS em 70% dos casos [28].

Entre as lesões vasculares dos membros inferiores na diabetes, podem distinguir-se 3 tipos: lesões dos grandes troncos arteriais; lesões das artérias de médio e pequeno diâmetro; e lesões microvasculares caracterizadas pelo espessamento da membrana basal das arteríolas e capilares, que é uma lesão vascular específica da diabetes. Estudos histológicos do sistema vascular em pacientes com DM e indivíduos não-diabéticos mostram as mesmas alterações [118]. No entanto, a macroangiopatia diabética e a aterosclerose obliterativa têm diferenças fundamentais. Os doentes com DM caracterizam-se pelo rápido desenvolvimento das alterações, idade mais jovem, incidência aproximadamente igual em homens e mulheres, e evolução assintomática (associada à presença de neuropatia) [14]. A isquémia dos membros inferiores na DM é detectada em 3-7% [38,125].

Apesar destes dados contraditórios sobre a incidência de danos ósseos na DM, a maioria dos clínicos continua a considerar a osteoartropatia diabética como uma manifestação específica de danos ósseos na deficiência de insulina [60].

Para avaliar o processo necrótico-purulento, são realizadas radiografias do pé em duas projecções, exame radioisotópico do pé, tomografia computorizada do pé; estudos bacteriológicos, imunológicos e morfológicos [103]. Na avaliação do estado neurológico, são determinados vários tipos de sensibilidade: vibração (diapasão graduado, biotensiómetro), tátil (conjunto de monofilamentos), temperatura (dispositivo térmico - Thim-term), dor (utilizando uma agulha romba, caneta neurológica - Neuropen, roda dentada - Pin-wheel) [4,37]. Pupyshev M.L. (2001) estudou a morfologia do canal do tarso e a passagem do nervo tibial no mesmo em 157 doentes com SDS. Em 68 doentes com neuropatia, foi encontrada uma diferença no diâmetro do nervo tibial antes de entrar no canal do tarso (0,51±0,04 cm) e ao longo do seu comprimento (0,77±0,28 cm).

Ao avaliar o fluxo sanguíneo regional e a microcirculação, as investigações devem ter como objetivo o diagnóstico de microangiopatia e macroangiopatia. A forma mais simples é determinar a pulsação nas artérias principais do membro inferior. Estudos angiográficos são realizados para detetar o nível de oclusão [46]. Mas, atualmente, a ecografia Doppler com determinação do índice tornozelo-ombro é considerada a mais informativa e mais acessível [25,62,137]. Métodos adicionais são os métodos de angiografia com contraste de raios X com contraste obrigatório do canal arterial distal com teste farmacológico; determinação da tensão transcutânea de oxigénio no primeiro intervalo interfinger [163], fluorometria Doppler a laser (Transonic) [63,179].

Recentemente, a ecoestereometria por ultrassom tem sido utilizada com sucesso no diagnóstico da DOAP, cuja informatividade, segundo alguns autores, chega a 95% [25,67]. A biópsia óssea é o "padrão ouro" no diagnóstico da DOAP [114].

Para uma avaliação objetiva da natureza das lesões e uma comparação acessível da eficácia do tratamento, é necessária a mesma abordagem, que é fornecida pelas classificações aceites [7]. As classificações actuais da SDS podem ser divididas em 3 grupos [91,118,213]:

1. Por princípio etiológico e patogénico;
2. Por princípio clínico e morfológico;
3. Classificações combinadas.

A classificação da OMS (1987) baseia-se em aspectos etiopatogénicos, onde se distinguem 3 formas de pé diabético:

1. O pé neuropático atinge os 70% [38].
2. O pé isquémico é de 3-7% [46,49].
3. O pé neuroisquémico é de 25-30%.

A classificação de Wagner S. é amplamente difundida no estrangeiro. [251], que tem em conta as formas clínicas e a profundidade do processo necrótico, que inclui 5 estádios:

-0 fase - sem alterações necróticas purulentas do pé;
-Estádio I-II - alterações tróficas superficiais e úlceras perfurantes;
-III fase - lesões profundas - abcesso, flegmão, necrose, osteomielite;
-Fase IV - gangrena dos dedos dos pés;
-Fase V - gangrena generalizada do pé.

O tratamento das lesões necróticas purulentas dos membros inferiores em pacientes com DM continua sendo um desafio. A combinação de DM e infeção cirúrgica forma um círculo vicioso no qual a infeção afeta negativamente os processos metabólicos, exacerbando a deficiência de insulina e aumentando a acidose, e os distúrbios metabólicos e microcirculatórios pioram o curso dos processos reparadores da lesão [39]. A combinação destas doenças piora o prognóstico, uma vez que existe o perigo de propagação da infeção, por um lado, e um aumento contínuo da cetoacidose até ao desenvolvimento de coma diabético e endotoxemia, por outro [29,30,31,48]. O tratamento das lesões necróticas purulentas das extremidades inferiores é efectuado tendo em conta o tipo de infeção [192], o estado do fluxo sanguíneo, a fase e a localização do processo inflamatório, as particularidades das manifestações gerais e locais devido às propriedades dos agentes patogénicos e à reatividade imunológica do organismo do doente [81,189]. A este respeito, o tratamento é essencialmente complexo e inclui a utilização de métodos e meios cirúrgicos e conservadores que visam a normalização do metabolismo dos hidratos de carbono, das proteínas e dos electrólitos, o equilíbrio ácido-base, a eliminação do foco purulento, o impacto na microflora, a desintoxicação, a restauração das funções perturbadas dos órgãos vitais e a estimulação da resistência natural do organismo [87,190,191]. Nos últimos anos, foram desenvolvidos programas para normalizar o tratamento da SDS [43,83]. No tratamento complexo das lesões necróticas purulentas das extremidades inferiores, a terapia antibacteriana racional é de grande importância [26,45,173,181]. Para além da escolha dos medicamentos antibacterianos e da sua dosagem, as formas de administração dos antibióticos no corpo do doente são de grande importância [152]. Tendo em conta o facto de as doenças acima mencionadas se desenvolverem devido a insuficiência circulatória nas extremidades inferiores, torna-se clara a ineficácia da administração de medicamentos por via oral, intramuscular ou intravenosa [63,65]. Quando os fármacos são administrados por via intramuscular ou intravenosa, devido à obliteração vascular [28,49] ou devido à micro e macroangiopatia diabética [51,52], os fármacos não chegam ao seu destino na concentração desejada. Por isso, a administração intra-arterial de fármacos é atualmente utilizada. O método de infusão intra-arterial de fármacos proposto em 1935 por Lerish e Fontaine tem encontrado ampla aplicação no complexo tratamento das doenças obliterativas das extremidades inferiores. Na prática, este método no tratamento de doentes com isquémia mais grave dos membros devido a endarterite, aterosclerose, angiopatia diabética pode ser considerado o método de eleição atualmente [55].

São utilizados principalmente 2 métodos de administração intra-arterial de medicamentos:

1). Administração intra-arterial fraccionada de fármacos através de punções arteriais repetidas;

2). Terapia prolongada com cateter intra-arterial [65,66,72], que é efectuada:

A) inserção do cateter diretamente no lúmen arterial; B) sondagem selectiva dos ramos da aorta [22,46];
B) inserção do cateter no lúmen da artéria principal através dos seus ramos colaterais [22,63].
Os maiores esforços dos investigadores centram-se na procura de medicamentos para o tratamento de feridas na primeira fase do curso dos processos necróticos-purulentos. A eficácia do tratamento de feridas nesta fase determina, em grande medida, o resultado da doença como um todo [87]. Nesta fase, desenvolve-se um processo infecioso rápido na ferida. A microflora da ferida manifesta ao máximo as suas propriedades: patogenicidade, invasividade, etc. A descarga da ferida nesta fase é rica em microrganismos, toxinas microbianas, enzimas e produtos tóxicos da decomposição dos tecidos [87]. O sucesso do tratamento de doentes com lesões necróticas purulentas das extremidades inferiores no contexto da DM depende do tratamento local [3,34,47]. Para este efeito, são utilizadas várias preparações anti-sépticas: pomadas [23], enzimas proteolíticas, adsorventes [87,105], pensos [145], membranas semipermeáveis [138] e métodos físicos de tratamento. Brummer M et al (2002) utilizaram a administração intravenosa de netilmicina 200mg, gentamicina 120mg, heparina 2500ed, dexametasona 4mg durante 7-10 dias e obtiveram a cura de úlceras tróficas no pé [145]. Shaposhnikov V.I. e Zorik V.V. (2001) no tratamento de 38 doentes com lesões necróticas purulentas das extremidades inferiores em DM, com o objetivo de supressão permanente e a longo prazo da microflora patogénica, colocaram o membro afetado num saco duplo de polietileno com solução de ácido bórico a 2% [119]. Seliverstov D.V. et al. (1997; 2000) forneceram uma avaliação comparativa da eficácia clínica de algumas pomadas combinadas no tratamento de feridas purulentas em doentes com DM [105]. De acordo com os autores, as pomadas combinadas que contêm antibióticos e preparações esteróides numa base de óxido de polietileno têm um efeito antibacteriano pronunciado e melhoram os processos de reparação.
Nos últimos anos, um papel significativo no tratamento local de processos necróticos purulentos nas extremidades inferiores em pacientes com DM tem sido atribuído a um grupo de enzimas, incluindo enzimas proteolíticas [68,118]. São utilizadas enzimas proteolíticas animais [3,34] e bacterianas [33,34], de origem vegetal [57,84,97]. Gostischev V.K. et al. (1996) desenvolveram uma forma prolongada de lidoamidase imobilizada em suportes de celulose têxtil. Foi observada uma ação prolongada do medicamento até 24-28 horas [33]. Glyantsev S.P. (1998) cita, para comparação clínica, os resultados do tratamento de feridas purulentas com dalcex-tripsina, toalhetes de tripsina-clorexidina, toalhetes de tripsina-ureia, profesim, sipralina, gelevina, lisosorb, gentavina

[34].

Rakhimov M.R. (2001) estudou as propriedades farmacológicas de uma preparação enzimática doméstica de origem vegetal - a papaína [97]. A papaína é isolada na forma pura do sumo leitoso da árvore de melão Carica papaya. Verificou-se que a preparação tem uma atividade proteolítica elevada em comparação com as preparações enzimáticas de origem animal e bacteriana. A desvantagem da papaína é a sua perda total a níveis de pH baixos. A ph - 11, 70% da atividade da droga é retida, e a ph - 2,4 a papaína é completamente inactivada [84]. Em 1998, funcionários do Instituto de Química de Substâncias Vegetais da Academia de Ciências da República do Uzbequistão isolaram um complexo de enzimas proteolíticas - cucumazyme - do sumo leitoso da Carica papaya. A cucumazima difere de outras enzimas proteolíticas de origem animal e vegetal nos aspectos estruturais, qualitativos e qualitativos. parâmetros quantitativos. A preparação é um complexo de 5 enzimas proteolíticas [papaína, uma mistura de enzimas conhecidas como quimopapaína A e B e duas proteínas altamente alcalinas peptidases A e B]. Quando a estabilidade da cucumazyme ao pH foi investigada, observou-se uma retenção de 40% da sua atividade mesmo a pH 2,4. Verificou-se a retenção da atividade proteolítica numa vasta gama de pH e temperatura médios, o que a tornou um objeto conveniente para investigação científica e utilização prática [84]. No tratamento complexo de lesões necróticas purulentas das extremidades inferiores, os métodos físicos são amplamente utilizados - irradiação sanguínea ultravioleta [54,77], terapia laser de feridas [13,17,75,118] e irradiação sanguínea laser [54,78], oxigenação hiperbárica [131,172], cavitação de feridas por ultra-sons [109,153]. A determinação do volume e do momento da intervenção cirúrgica em doentes com DM com lesões necróticas purulentas das extremidades inferiores apresenta dificuldades significativas. O volume da intervenção cirúrgica depende da forma, profundidade, localização e prevalência das lesões do pé, e da presença de osteomielite do pé [23]. A particularidade do tratamento cirúrgico das lesões necróticas purulentas do pé é a abertura ampla do foco purulento com a sua desinfeção. A realização tecnicamente correta do saneamento do foco purulento, a amputação de dedos ou segmentos do pé é extremamente importante para excluir traumas adicionais nos tecidos e a propagação da infeção. As operações de reconstrução do pé após intervenções cirúrgicas locais anteriores, repetidas e irracionais, sem ter em conta as estruturas anatómicas do pé, a forma da lesão, a possibilidade de próteses subsequentes, a idade e o peso do doente, o curso da diabetes e as doenças por ela estimuladas, apresentam a maior dificuldade [22]. Segundo Jung V (1996) e Lepantalo M et al (2000), 83% das amputações altas dos membros inferiores em doentes com diabetes são efectuadas em clínicas não especializadas por cirurgiões gerais [189,199]. A forma neuropática é tratada principalmente com dissecção e drenagem dos espaços fibulares [139,168], necrectomia [241,252], desarticulação dos dedos dos pés, ressecções metatársicas [218], amputações da tíbia e do fémur, e transplante de retalho cutâneo [19,220]. Nos processos purulentos-necróticos progressivos nas extremidades inferiores no contexto da diabetes mellitus, quase a única intervenção cirúrgica é a amputação do membro inferior ao nível da coxa, cujo número atinge 30-50% [10,16,187]. Chur N.N. et al. (2000) consideram as seguintes indicações para a amputação primária elevada em doentes com SDS: isquémia não corrigível e impossibilidade de correção cirúrgica; gangrena húmida progressiva do pé com propagação do processo à perna; ameaça de desenvolvimento de um estado sético no flegmão necrótico-purulento do pé [118].

MATERIAL CLÍNICO E MÉTODOS DE INVESTIGAÇÃO

Caracterização do material clínico

Foram examinados 352 doentes com lesões necróticas purulentas dos membros inferiores no contexto da diabetes mellitus.
Os doentes foram divididos em 4 grupos, consoante o tratamento efectuado:
Grupo I - 112 doentes que foram submetidos a um tratamento tradicional complexo, incluindo a correção do metabolismo dos hidratos de carbono, das proteínas e das gorduras, das propriedades reológicas do sangue, a melhoria do canal microcirculatório, a antibioticoterapia e o tratamento de patologias concomitantes;
II grupo - 83 pacientes com lesões necróticas purulentas dos membros inferiores no contexto da diabetes mellitus, que foram submetidos a um tratamento complexo com aplicação local de cucumazyme;
III grupo - 95 doentes nos quais a aplicação local de cucumazima e a cavitação de feridas por ultra-sons foram incluídas no complexo de medidas de tratamento;
IV grupo - 62 pacientes que receberam aplicação local de cucumazyme, cavitação de feridas por ultra-sons e autotransfusão de sangue irradiado por ultravioleta (AUVOC).
A DM tipo I ocorreu em 23 doentes e a DM tipo II em 329 doentes. A idade dos doentes variava entre os 17 e os 84 anos, sendo a idade média de 62,7 anos. As lesões necróticas purulentas ocorreram mais frequentemente entre os 45 e os 74 anos de idade.
Os doentes de todos os grupos foram distribuídos de acordo com a classificação da OMS e de Wagner (1979). A classificação da OMS inclui a distribuição dos doentes de acordo com as formas clínicas - neuropática, isquémica e mista. Como se pode ver na tabela, as formas neuropática e mista (neuroisquémica) da síndrome do pé diabético prevaleceram em todos os grupos de doentes, o que corresponde aos dados da literatura. A forma isquémica foi encontrada em 24 doentes (6,8%). A forma osteoartropática da SPD foi encontrada em 62 doentes (17,6%).

Distribuição dos pacientes com SDS **de acordo com a classificação da OMS.**

Forma	Grupo I	Grupo 2	Grupo 3	Grupo 4	Total
Neuropático	62(55,3 %)	43(51,8 %)	44(46,3 %)	36(58%)	185(52,6 %)
Osteoartropatia	16(14,3 %)	12(14,5 %)	24(25,3 %)	10(16,2 %)	62(17,6 %)
Isquémico	7(6,3)	6(7,2%)	6(6,3%)	5(8%)	24(6,8%)
Misto	27(24,1 %)	22(26,5 %)	21(22,1 %)	11(17,8 %)	81(23%)
Total	112(100 %)	83(100 %)	95(100%)	62(100 %)	352(100 %)

Distribuição dos doentes com SDS **de acordo com a classificação de Wagner**

Graus	Grupo I	Grupo II	Grupo III	Grupo IV	Total
0 grau	10 (8,9%)	7 (8,4%)	6 (6,4%)	5 (8%)	28 (7,9%)
I-II grau	23 (20,5%)	16 (19,3%)	20 (21%)	14 (22,7%)	73 (20,7%)
III grau	31 (27,7%)	22 (26,5%)	29 (30,5%)	18 (29%)	100 (28,5%)
IV grau	39 (34,8%)	30 (36,1%)	31 (32,6%)	20 (32,4%)	120 (34,1%)
Grau V.	9 (8,1%)	8 (9,7%)	9 (9,5%)	5 (8%)	31 (8,8%)
Total	112 (100%)	83 (100%)	95 (100%)	62 (100%)	352 (100%)

Ao distribuir os doentes de acordo com Wagner, foram tidas em conta a profundidade e a prevalência do processo purulento-necrótico, incluindo 5 fases.

Caracterização dos métodos de investigação

A reovasografia (RVG) e a ultrassonografia com Doppler (USDG) foram realizadas para estudar o fluxo sanguíneo nas extremidades inferiores.
A RVG foi efectuada com um aparelho 4-RG-1A. Foram utilizadas as seguintes derivações para registar reogramas dos membros inferiores: reografia longitudinal da tíbia (foram colocados eléctrodos circulares nas partes proximal e distal da tíbia) e reografia do pé (o elétrodo proximal estava localizado no terço inferior da tíbia, o elétrodo distal - no dedo I do pé). As curvas foram descodificadas utilizando electro e fonocardiogramas gravados em paralelo e

reograma diferencial que reflecte a taxa de alteração do processo estudado no tempo. A análise dos reogramas incluiu a caraterização quantitativa. A análise quantitativa incluiu o cálculo dos parâmetros de amplitude, tempo e velocidade da curva - índice reovasográfico (IR).

A USDG foi efectuada num aparelho Aloka (Japão) equipado com um acessório Doppler. Na análise dos espectrogramas, foi dada atenção às alterações da velocidade máxima do fluxo sanguíneo (Max A) e do índice de resistência periférica da parede vascular (RP).

O índice tornozelo-ombro (ASI) foi determinado pela fórmula ASI= PA sistólica do tornozelo/PA sistólica do ombro.

Na norma, o LPI era igual a 1,0. Abaixo de 0,9 era caraterístico de diminuição do fluxo sanguíneo no membro inferior.

A ecoosteometria foi realizada com o aparelho Echoostemometer EOM-1ts. Foi estudada a condutividade ultra-sónica dos ossos do metatarso, da tíbia, do rádio e da clavícula. Os resultados obtidos foram apresentados em m/s.

Análise química do tecido ósseo. Os tecidos ósseos removidos durante a operação foram ozolizados e o teor de chumbo, zinco, fósforo e cálcio foi determinado utilizando o método titrimétrico. Os resultados obtidos foram expressos em μg/g e em %.

Os estudos morfológicos de amostras de biópsia retiradas de doentes com diabetes mellitus complicada por processos necróticos purulentos das extremidades inferiores foram efectuados da forma tradicional, em particular, as fatias foram fixadas em solução de formalina neutra a 10%. As secções histológicas retiradas de blocos de parafina foram coradas com hematoxilina-eosina e visualizadas com um microscópio de luz "Biolam-16".

Estudos microbiológicos. A microflora aeróbica foi isolada pelo método Birger M.O., semeando a descarga da ferida em meios nutritivos (ágar-sangue e ágar-sal de gema de leite). A sementeira foi incubada no termóstato a 37C durante 24 horas. Se fosse detectada uma associação microbiana, todas as colónias crescidas eram identificadas, a flora predominante era identificada e a sua sensibilidade aos antibióticos era determinada utilizando o método do disco. O isolamento e a identificação de bactérias gram-negativas anaeróbias não formadoras de esporos foram efectuados pelo método de V.I. Kocherovets, em conformidade com as recomendações metodológicas do Ministério da Saúde da RSFSR de 1984. "Diagnóstico microbiológico de infecções bacteróides em cirurgia". A cultura de anaeróbios foi realizada em microanaeróstatos com um catalisador de paládio preenchido com uma mistura gasosa constituída por hidrogénio -10%, dióxido de carbono -10% e azoto 80%, estimulando o crescimento de muitas espécies de bactérias Gram-negativas anaeróbias não formadoras de esporos. As culturas primárias foram observadas após 2 dias e, posteriormente, de 1-2 em 1-2 dias. A duração do cultivo na ausência de crescimento foi de pelo menos 7 dias. A avaliação quantitativa da infestação bacteriana das feridas purulentas foi efectuada de acordo com o método de Baxter modificado por M.I. Kuzin et al. (119).

A quantificação das colónias crescidas em diferentes diluições foi calculada em CFU/g.

Métodos imunológicos. Para investigar o estado imunitário, utilizámos anticorpos monoclonais produzidos pelo Instituto de Imunologia da Federação Russa: para determinar os linfócitos T (SD-5) - LT1; subpopulação auxiliar-indutora - LT4; supressores citotóxicos assassinos (SD-8) - LT8; linfócitos B - 3F-3.

O conjunto de linfócitos "nulos" foi determinado pelo método indireto de acordo com Froland et al (1973), subtraindo a soma do número de células T e B do número total de linfócitos.

As imunoglobulinas das classes A, M e G foram determinadas por imunodifusão radial, de acordo com Mancini (1964).

O índice fagocítico de imunidade foi determinado utilizando uma cultura de um dia de Staphylococcus aureus.

O método de difusão em ágar foi utilizado para determinar os níveis de lisozima no soro (119).

Exames neurológicos. A investigação clínica da gravidade da neuropatia diabética consistiu em duas partes: a) avaliação dos sintomas (parestesias, ardor, dormência, dor) e b) exame neurológico clínico com testes quantitativos (6). Foram estudadas as sensibilidades tátil (utilizando monofilamentos ou algodão), dolorosa (utilizando um neuropen ou uma roda dentada), vibratória (utilizando uma caixa de afinação) e térmica.

Caracterização e técnica de aplicação local da enzima proteolítica cucumazyme.

Cucumazyme é uma preparação enzimática proteolítica total de origem vegetal, obtida por funcionários do Instituto de Química de Substâncias Vegetais, Academia de Ciências da República do Uzbequistão, a partir do melão Carica Papaya. A aprovação clínica da cucumazyme foi efectuada com a nossa participação. O medicamento está registado pelo Departamento Principal de Controlo de Qualidade de Medicamentos e Equipamento Médico do MH RUz, certificado de registo n.º 98/331/2. A permissão para uso em medicina prática foi emitida pela ordem do MH RUz №331 de 06 de julho de 1998. A droga tem atividade proteolítica de uma ampla gama de ação. As enzimas papaína, quimopapaína e três enzimas proteases pertencentes ao grupo sulfidrilo de proteinases são os ingredientes activos do fármaco. A cucumazima, ao contrário de outras enzimas proteolíticas, tem acções proteolíticas, fibrinolíticas, condrolíticas e anti-inflamatórias pronunciadas. Ao estudar a estabilidade das proteinases na zona de pH 2,5-11, verificou-se que a cucumazima é estável no intervalo de pH 6-9. A estabilidade significativa do fármaco foi mantida em valores de pH alcalinos. Assim, a pH 11,0, 70% da atividade foi mantida. No entanto, mesmo a pH 2,4, até 40% da atividade foi mantida. Neste aspeto, a preparação complexa cucumazyme diferia favoravelmente da papaína pura, que era completamente inactivada (132). A resistência a temperaturas elevadas, à ureia e a outros agentes desnaturantes, bem como uma maior profundidade de hidrólise proteica, contribuíram para a utilização generalizada da preparação na prática.

O Cucumazyme foi aplicado topicamente numa dose de 10 mg (50 unidades proteolíticas). O medicamento foi dissolvido em 10 ml de solução de novocaína a 0,5% antes da utilização. A técnica de aplicação local do fármaco foi a seguinte: após a abertura do foco purulento e necrectomia, as feridas foram preenchidas frouxamente com uma turunda embebida em solução de cucumazyme. Para além disso, as feridas profundas e as fístulas eram lavadas com solução de cucumazyme através de um microirrigador. Os pensos foram efectuados diariamente até a ferida estar completamente limpa de massas necróticas purulentas e a granulação aparecer.

Metodologia do exame ultrassónico.

A USC foi realizada com o aparelho URSK-8T na amplitude de vibração de 0,55-0,60 μm, frequência de ressonância de 26,12-28,85 kHz e exposição total de 10-12 minutos. A USC foi realizada a partir do primeiro dia da abertura do centro purulento. As cavidades purulentas foram preenchidas com 10 mg de cucumazyme dissolvidos em 5 ml de solução de novocaína a 0,5% e os ultra-sons foram aplicados a uma distância de 0,5-1 cm da parede da ferida. Na presença de áreas superficiais e extensas de necrose, o membro foi colocado num tabuleiro com solução de cucumazyme e foi efectuada uma sondagem por ultra-sons. Os ultra-sons foram realizados durante 10-12 minutos. O número de sessões variou de 5 a 9 vezes.

Metodologia para a realização da AUFOC.

Em condições assépticas, foi colhido sangue da veia do cotovelo do doente na quantidade de 1,5-2 ml por kg de peso do doente, ou seja, 120-150 ml. O sangue foi recolhido para um frasco com hemoconservante "Glugitsir" ou 50 ml de solução de cloreto de sódio a 0,9%, ao qual foi adicionado 1 ml-5000 U de solução de heparina. A transfusão reversa de sangue foi efectuada imediatamente após a colheita. A irradiação ultravioleta do sangue foi efectuada por um aparelho "UFOC" equipado com uma lâmpada de mercúrio-quartzo "DRT-8" durante a colheita de sangue e a transfusão inversa. O AUVOC foi efectuado diariamente, em média 4-5 sessões por curso de tratamento. O grau de DM compensada, a forma clínica, a prevalência e a profundidade da lesão do processo necrótico, a presença de patologia concomitante determinaram as tácticas de tratamento.

O conjunto tradicional de medidas terapêuticas incluía:

-correção da glicemia e da glicosúria;

-correção das perturbações isquémicas: melhoria das propriedades reológicas do sangue, correção da coagulopatia sob controlo dos indicadores do coagulograma;

-terapia tónica de desintoxicação (hemodez, infusão de electrólitos, preparações proteicas, plasma e sangue);

-antibioticoterapia direcionada, tendo em conta os estudos microbiológicos;

-Tratamento local - enzimas proteolíticas, pomadas de óxido de polietileno solúveis em água;

-alta do membro inferior - temporária (restrição de movimentos, repouso, prescrição de repouso no leito, gesso) e a longo prazo - uso de sapatos ortopédicos;

-intervenção cirúrgica;

-tratamento de patologias concomitantes.

RESULTADOS DO TRATAMENTO COMPLEXO DA SÍNDROME DO PÉ DIABÉTICO

O complexo de medidas terapêuticas nas complicações necróticas purulentas das extremidades inferiores no contexto da diabetes mellitus deve ter como objetivo a correção das ligações patogénicas mais importantes da síndrome do pé diabético. O tratamento das lesões infectadas dos pés foi efectuado tendo em conta a forma da lesão, a prevalência da infeção, a presença de osteomielite do pé, que ditou a escolha das tácticas de tratamento podológico ou cirúrgico. Neste capítulo, destacámos os resultados do tratamento complexo da SDS com cucumazyme, USC e AUVOC. Apresentamos os resultados do estudo da influência de uma nova enzima proteolítica de origem vegetal com uma composição complexa - cucumazyme e métodos físicos (ultra-sons, AUVOC) no curso dos processos necróticos purulentos das extremidades inferiores na SDS, tendo em conta as formas clínicas e as fases da SDS. Os resultados do tratamento foram confirmados pelos dados de estudos clínicos, instrumentais, microbiológicos e imunomorfológicos.

Resultados do tratamento tradicional complexo das complicações necróticas purulentas dos membros inferiores na diabetes mellitus

Foi efectuado um tratamento tradicional complexo em 112 doentes com complicações necróticas purulentas dos membros inferiores no contexto da diabetes mellitus (estádio 0-10, estádio I-II-23, estádio III-31, estádio IV-39, estádio V-9). A forma neuropática do pé diabético foi detectada em 62, a osteoartropática em 16, a isquémica em 7 e a mista em 27 doentes. A melhoria do estado geral no contexto da terapia complexa efectuada foi observada em 72% dos doentes. As dores difusas e surdas nas extremidades, que surgem sobretudo em repouso e diminuem com a atividade física, caraterísticas da neuropatia sensório-motora distal, só foram completamente eliminadas em 62% dos doentes.

Resultados do exame clínico de pacientes com SDS sob tratamento complexo tradicional.

Sinais clínicos	Resultado
Melhoria do estado geral	72%
Desaparecimento da sensação de ardor	74%
Redução da dor difusa	69%
Desaparecimento da dormência do membro	58%
Desaparecimento das cãibras dolorosas nos membros	42%
Aumentar a distância percorrida sem dor	33%

As parestesias, caracterizadas por sensações de formigueiro, "zumbido". As sensações de "ardor" desapareceram em 74% dos doentes. As sensações de dormência dos membros distais desapareceram em 58% dos doentes. As cãibras dolorosas nos membros após o tratamento tradicional complexo foram aliviadas em 42% dos doentes. Os resultados do tratamento complexo de doentes com forma neuroisquémica do pé diabético (34 doentes) foram de particular interesse. Observou-se uma melhoria clínica significativa em 12 doentes com uma forma ligeira de isquemia, que se manifestou no desaparecimento da dor em repouso, na normalização da cor da pele dos pés, na melhoria do bem-estar (normalização do sono e do apetite). A distância percorrida sem dor aumentou para 300-400 metros. A redução da fase de isquémia por sinais clínicos foi constatada em 12 doentes (35,3%). Em 3 doentes com uma forma ligeira da doença, a compensação do metabolismo dos hidratos de carbono resultou da dieta e da alimentação sem insulinoterapia. Na ausência de compensação glicémica na diabetes grave, foi prescrita insulina de ação curta 18-36 unidades por dia a 7 doentes. No tratamento complexo, foram utilizadas vitaminas B, ácidos ascórbico e nicotínico, retabolil e foram tratadas doenças concomitantes. A normalização do nível de açúcar no sangue destes doentes ocorreu no 5º-6º dia. No grau grave de diabetes (fase de descompensação), especialmente na presença de processo necrótico purulento nas extremidades, observou-se hiperglicemia elevada até 9,1±0,75 mmol/l e glicosúria de 3% ou mais. Nestes casos, foi administrada uma combinação de insulina de ação curta e longa desde o primeiro dia de admissão na clínica, a fim de compensar a diabetes. Como é sabido, nas lesões purulentas-necróticas do pé em doentes com diabetes mellitus, existe uma síndrome de agravamento mútuo, ou seja, o nível de glicemia, bem como outras manifestações clínicas, são diretamente proporcionais à gravidade do processo purulento-necrótico. Por conseguinte, mesmo no contexto de grandes doses de insulina, o nível de glicémia situava-se em valores elevados e só tendia a diminuir após a liquidação do foco necrótico. Por conseguinte, a glicemia elevada nestes doentes foi considerada por nós não como uma insuficiência da dose de insulina administrada exogenamente, mas como uma manifestação da síndrome de agravamento mútuo. Em média, observou-se uma diminuição do nível de glicémia no 7º-8º dia após a liquidação do processo purulento-necrótico para 8,3±0,3 mmol/l (p>0,05). Nas investigações instrumentais, observou-se o seguinte. Foi observado um aumento não fiável do RI até 0,57±0,014 (p>0,05) no RVG (Fig. 4.1.1.). O USDG também mostrou um aumento não significativo do Max A de 17,58 ± 0,5cm/s para 19,45 ± 0,78cm/s (p>0,05). O PLI aumentou de 0,89 ± 0,02 para 0,92 ± 0,029 (p>0,05), indicando uma ligeira melhoria na irrigação sanguínea do membro (Fig.1). O estudo dos parâmetros do sistema de coagulação aquando da admissão dos doentes na clínica revelou a presença de um estado de hipercoagulabilidade: PTI 99,2±2,3%, fibrinogénio 6,075±0,28g/l.

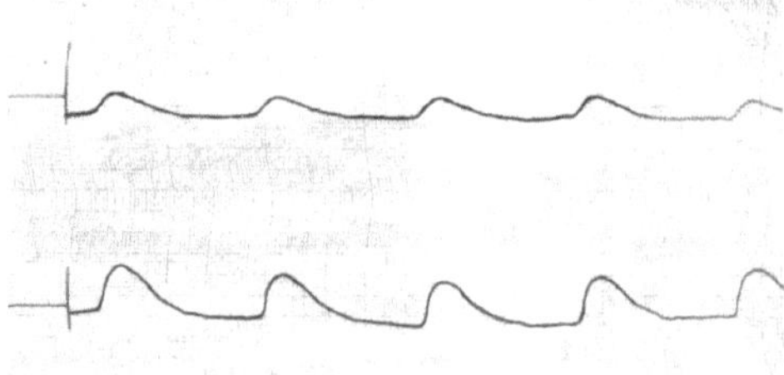

Fig. 1. RVG do paciente no contexto da terapia tradicional.

No contexto do tratamento tradicional, houve uma tendência para diminuir o PTI até 96±2%, e o fibrinogénio, pelo contrário, aumentou até 6,51±0,6 g/l (p>0,05). Assim, os resultados dos nossos estudos mostraram que, no contexto da terapia complexa tradicional, existe alguma melhoria do fluxo sanguíneo nas extremidades inferiores, embora com valores pouco fiáveis.

Indicadores de estudos instrumentais e laboratoriais de pacientes que recebem terapia convencional.

Indicadores	Antes do tratamento	Após o tratamento
LPI	0,89±0,02	0,92±0,029
RI	0,55±0,01	0,57±0,014
MaxA cm/s	17,58±0,5	19,45±0,78
PTI%	99,2±2,25	96±2
Fibrinogénio g/l	6,075±0,28	6,51±0,6
Glicose no sangue mmol/l	9,1±0,75	8,3±0,3
Glucose na urina %	3±0,2*	1±0,1*

Nota: *-p<0,05 em comparação com antes do tratamento.

As intervenções cirúrgicas foram evitadas em 39 doentes. Setenta e três doentes (65,2%), na sua maioria com estádios III-IV-V da síndrome do pé diabético, foram submetidos a intervenções cirúrgicas. O estudo da evolução das manifestações locais do pé diabético revelou uma eficácia positiva da terapia tradicional em 37 doentes (33%). O desaparecimento das manifestações clínicas foi observado em 5 doentes com estádio 0, 2 doentes apresentaram uma melhoria do estado. E apenas em 3 doentes o estado permaneceu inalterado.

Vinte e três doentes com estádios I-II da SDS tinham defeitos ulcerativos no pé, que foram tratados principalmente com terapia local. Na fase de alteração, foram utilizadas soluções de anti-sépticos líquidos (solução a 1% de dioxidina, iodopirona) para prevenir o processo infecioso.

Índices de tratamento dos doentes do primeiro grupo.

Indicadores	0	I-II	III	IV	V	Total
Número total de pacientes	10 (8,9%)	23 (20,5%)	31 (27,7%)	39 (34,8%)	9 (8,1%)	112 (100%)
Operado em	-	-	27 (87,1%)	39 (100%)	7 (77,8%)	73 (65,2%)
Cf. dia de cama	-	-	31,4±1,9	30,3±1,2	65,2±3,8	34±1,5
P/o complicações	-	-	-	7 (17,9%)	6 (85,7%)	13 (17,8%)
P/o letalidade	-	-	1 (3,7%)	4 (10,3%)	2 (28,6%)	7 (9,6%)
Não operado	10 (100 %)	23 (100%)	4 (12,1%)	-	2 (22,2%)	39 (34,8%)
Letalidade	-	-	-	4	2	6(5,4%)
Mortalidade total	-	-	1 (3,2%)	8 (20,5%)	4 (44,4%)	13 (17,8%)

Após a transição da fase de alteração para a fase de exsudação, foram aplicadas pomadas à base de polietilenoglicol (Levomekol, pomada de dioxidina). A limpeza da superfície das úlceras tróficas das massas purulentas e fibrinosas foi observada, em média, em 12,1 ± 0,25 dias. A redução do tamanho da úlcera foi lenta. O aparecimento de tecido de granulação foi observado em 14,7 ± 0,3 dias.

A cicatrização das úlceras tróficas foi observada em 11 doentes. Noutros 12 doentes, as úlceras tróficas diminuíram de tamanho e os sinais de inflamação foram eliminados. A duração média do tratamento nos estádios I-II foi de 17,5 dias. Não foram efectuadas intervenções cirúrgicas em doentes com estádios 0-I-II da SDS. 73 doentes (65,2%) com estádios III-IV-V da SDS foram submetidos a intervenções cirúrgicas.

Em 4 doentes no estádio III com forma neuropática, no contexto do tratamento tradicional, observou-se a supressão do processo purulento-necrótico. 27 dos 31 doentes com SDS de estádio III foram submetidos a intervenções cirúrgicas, tendo sido efectuadas 43 operações no total. 14 doentes (com neuropatia - 7, osteoartropatia - 3, forma mista - 4) com flegmão do pé foram abertos no dia da admissão. Neste caso, utilizámos uma incisão em forma de "taco", cortando retalhos cutâneo-fasciais (Fig. 2.). Esta incisão permite efetuar a excisão radical dos tecidos necróticos. Foram efectuadas necrectomias faseadas em 12 doentes no contexto da terapia. A separação do processo purulento-necrótico neste grupo foi observada em 15 doentes (com neuropatia - 10, osteoartropatia - 3, forma mista - 2) que foram submetidos a operações de preservação de órgãos. Foram efectuadas desarticulações dos dedos em 4 casos. Num doente, tendo em conta a lesão combinada dos dedos II-III-IV, foi efectuada a amputação do pé por Sharpe. As feridas estavam abertas, os pensos eram feitos 2 vezes por dia até aparecer a granulação e depois diariamente ou uma vez em 2 dias. As feridas após a abertura das pústulas foram preenchidas com turundas, humedecidas com uma solução de enzimas proteolíticas. Na fase de limpeza da ferida de massas necróticas purulentas, foram aplicadas pomadas hidrofílicas.

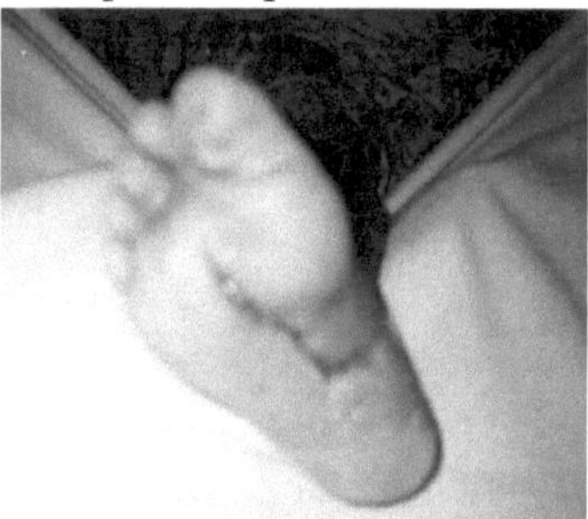

Fig. 2. Vista da ferida após a abertura do flegmão do pé direito.

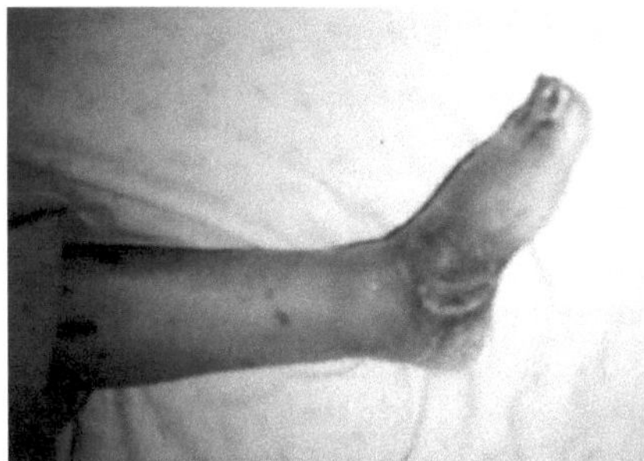

Figura 3. Incisão incorretamente realizada para abrir o flegmão do pé.

Em 12 doentes (com neuropatia - 5, isquémia - 1, osteoartropatia - 2, forma mista - 4), tendo em conta a progressão do processo purulento-necrótico, foram efectuadas amputações da coxa alta. O motivo da propagação do processo necrótico em 4 doentes foram as diferentes incisões utilizadas para a abertura do flegmão plantar do pé, que não permitiram uma remoção suficientemente radical dos tecidos necróticos. Num doente com isquémia, houve uma contraindicação para a cirurgia vascular reconstrutiva após consulta de um angiosurgeon. Em 7 casos, após uma diminuição da inflamação a curto prazo, observou-se o recomeço do processo necrótico. No pós-operatório, 1 doente faleceu devido a insuficiência cardiovascular. O tempo médio de tratamento dos doentes com SDS em estádio III foi de 31,4±1,9 dias. Todos os 39 doentes do primeiro grupo com SDS em estádio IV foram operados. Verificou-se a separação do processo necrótico em 38 doentes (22 com neuropatia, 5 com osteoartropatia, 11 com forma mista), que foram submetidos a desarticulação dos dedos em 30 casos e a necrectomia em 8 casos. O contingente mais grave foi o dos doentes com gangrena do dedo I do pé (8 doentes). Estes 8 doentes (com neuropatia-5, osteoartropatia-1, forma mista-2), após a desarticulação dos dedos, tendo em conta a propagação do processo necrótico, efectuaram amputações de Sharpe e Lisfranc do pé, que se revelaram ineficazes, sendo posteriormente obrigados a amputações ao nível da coxa. Foi efectuada uma amputação primária da coxa num doente com isquémia crítica do membro. O resultado letal foi observado em 4 casos (aumento da insuficiência cardiovascular e renal-hepática em 3 doentes, progressão da necrose do coto femoral em 1 doente). O período médio de tratamento foi de 30,3±1,2 dias. Num doente com SDS neuropática em estádio V, o tratamento convencional conseguiu isolar o processo purulento-necrótico e preservar a função de suporte do pé. Foram efectuadas amputações da anca em 6 casos devido à progressão do processo purulento-necrótico. 4 doentes morreram - 2 antes da operação devido a falência de múltiplos órgãos, 2 após a operação devido a insuficiência cardiovascular. O período médio de tratamento foi de 65,2 dias. No contexto da terapia tradicional, a suscetibilidade microbiana manteve-se acima dos valores críticos mesmo no 5º dia de tratamento, ascendendo a 3,2x10 -10[57]

Investigações microbiológicas durante o tratamento convencional.

Grupo de doentes	Contaminação microbiana de 1g de tecido.			
	Vinte e quatro horas			
	1	3	5	9
Tratamento convencional	5.1x10 -8 1010	4.5x10 -7 108	3.2x10 -5 107	2,8x10 4- 105

Nos doentes do grupo I, onde foi efectuada a terapia complexa tradicional, foi detectado crescimento microbiano em 72% dos doentes com contaminação microbiana de 1g de tecido da ferida 2,1x10 -10[34] . A ausência de crescimento microbiano foi registada em 28% dos casos.

Investigações microbiológicas em SDS no final do tratamento.

Grupo de doentes	Cresciment o microbiano %	Contaminação microbiana 1g de tecido	Ausência de Crescimento microbiano %
Tratamento convencional	72%	2,1x103 -104	28%

Os resultados do tratamento tradicional foram confirmados por estudos imunomorfológicos. A melhoria da reatividade imunológica no decurso do tratamento foi um dos indicadores fiáveis da redução do processo inflamatório no membro inferior. Nos estudos imunológicos deste grupo de doentes, verificou-se um aumento não fiável do conteúdo de linfócitos T, T-helpers ($p>0,05$), mas o défice de linfócitos T em relação aos valores normais foi de 15%. Os índices absolutos e relativos de linfócitos B mantiveram-se em valores significativamente elevados, sendo 477,9 ± 22,9 kl/µl e 25,4±1,1%, respetivamente ($p<0,05$).

Índices de imunidade do grupo I de pacientes no final do tratamento.

Indicadores	Antes do tratamento	No final do tratamento
Linfócitos T %	1057,7±38,3 48,3±3,2	1030±36,4 49,7±2,1
Células T-helper %	680,5±36,6 23,2±3	651,9±44,6 25,3±2,4
Supressores em T %	375,5±41,7 17±1	375,3±29,6 17,1±0,7
Linfócitos B %	326,8±22,5 22±0,66	477,9±22,9* 25,4±1,1*
0-linfócitos %	434,7±45,5 29,7±3	434,9±67,4 24,9±3,3
Contagem fagocítica %	43±3,5	46,9±3,9
Ig A g/l	1,1±0,04	1,1±0,03
Ig M g/l	3,6±0,3	3,2±0,3
Ig G g/l	13,6±0,7	13,5±0,5
Lisozima mg%	1,3±0,2	1,6±0,2

Nota: * - $p<0,05$. em relação aos valores de referência.

Verificou-se também um teor não fidedignamente elevado de linfócitos 0 434,9±67,4 kl/μl e 24,9±3,3% ($p>0,01$), o que demonstrou a insuficiente formação de imunidade celular aos processos purulentos-necróticos existentes no membro inferior. Ao estudar os índices de imunidade humoral, verificou-se que, mesmo no final do tratamento, o teor de imunoglobulinas da classe M e G se encontrava em valores pouco fiáveis - 13,6 ± 0,7 e 3,6 ± 0,3 ($p>0,01$). O conteúdo de lisozima no soro sanguíneo ainda era baixo 1,63 ± 0,24 ($p>0,01$). Nos métodos tradicionais de tratamento de feridas necróticas purulentas de pacientes com diabetes mellitus em preparações citológicas, observou-se a presença de neutrófilos, macrófagos, massas detríticas, em secções histológicas, o tecido necrótico entre elementos da pele e tecido subcutâneo também é revelado.

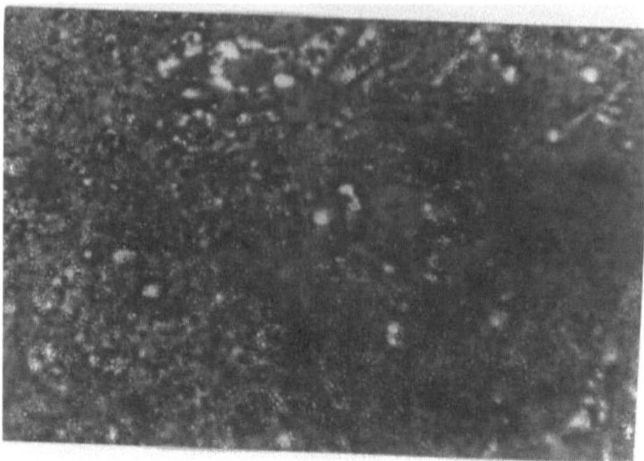

Figura 4. Presença de neutrófilos, macrófagos, massas detríticas nos esfregaços de impressões. Microscopia de luz. Coloração com hematoxilina-eosina. Eq.x160.

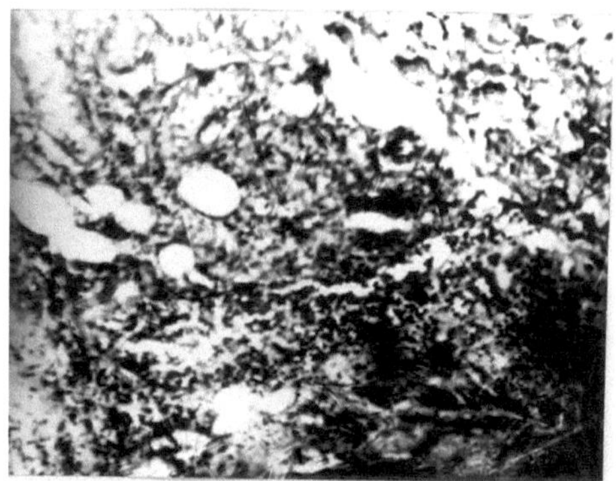

Fig. 5. Pele com tecido subcutâneo com massa detrítica, elementos de inflamação no tratamento tradicional. Microscopia ótica. Coloração hematoxilina-eosina. Eq.x160.

Assim, 39 doentes (34,8%) conseguiram parar o processo purulento-necrótico no contexto do tratamento tradicional. 27 doentes (23,7%) foram submetidos a amputação do fémur e em 46 (41,1%) doentes as intervenções cirúrgicas foram de preservação de órgãos.

Resultados do tratamento complexo de SDS com a utilização de cucumazyme.

Dos 83 doentes do segundo grupo, 43 apresentavam uma forma neuropática do pé diabético, 12 osteoartropatia, 6 isquémica e 22 apresentavam uma forma mista. Para corrigir a hiperglicemia, foram prescritos a 24 doentes medicamentos para baixar o açúcar sob a forma de comprimidos, tendo os restantes 59 doentes mudado para insulina de ação curta. A glicemia à entrada dos doentes com formas neuropáticas e osteoartropáticas no hospital era de 8,7 ± 0,85 mmol/l. No final do tratamento, verificou-se uma diminuição não fiável da concentração de glicose para 7,4 ± 0,4 mmol/l (p>0,05). A normalização do índice glicémico foi acompanhada por uma melhoria das manifestações clínicas da neuropatia. A melhoria do estado geral foi observada em 94% dos doentes. As dores difusas e surdas nas extremidades, que surgem principalmente em repouso e diminuem com a atividade física, caraterísticas da neuropatia sensório-motora distal, foram completamente eliminadas em 96% dos doentes As parestesias caracterizadas por formigueiro, sensação de "zumbido", "ardor" após o tratamento desapareceram em 92% dos doentes. As sensações de dormência dos membros distais não foram observadas em 89% dos doentes. As cãibras dolorosas nas extremidades foram eliminadas em 84% dos doentes.

Resultados do exame clínico dos doentes do grupo II.

Sinais clínicos	Resultado
Melhoria do estado geral	94,5%
Desaparecimento da sensação de ardor	92%
Redução da dor difusa	85%
Desaparecimento da dormência do membro	89%
Desaparecimento das cãibras dolorosas nos membros	84%
Extensão da distância que pode ser percorrida sem dor	48%

Se a forma osteoartropática prevalecesse e os processos destrutivos estivessem presentes, eram aplicados gessos antes e depois das intervenções cirúrgicas para aliviar o membro. 28 pacientes com formas isquémicas e mistas de pé diabético receberam terapia vascular no tratamento complexo.

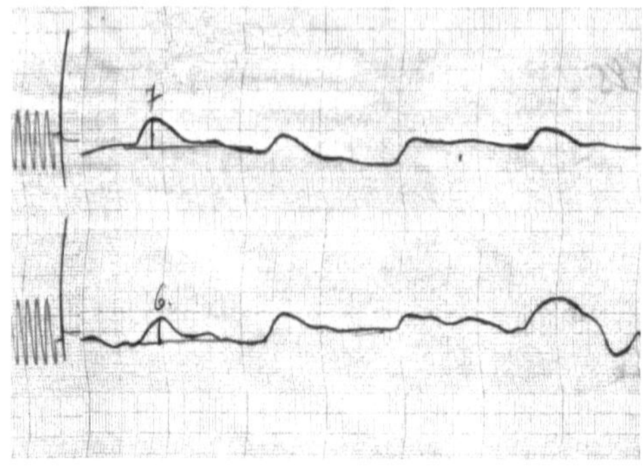

Figura 6. Pontuação RVG antes do tratamento.

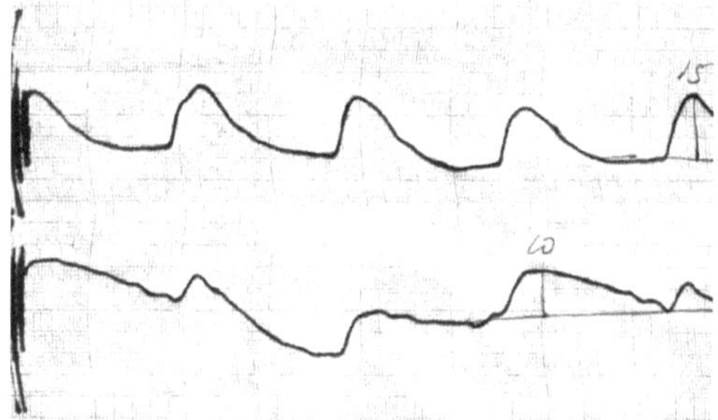

Figura 7. Pontuação RVG no final do tratamento.

O desaparecimento completo da síndrome da dor foi observado em 24 pacientes, a redução significativa da dor no membro foi observada em 10 pacientes. Foi observado um efeito especialmente pronunciado em doentes com isquémia nos estádios I-II III. Foi observada uma distância de marcha sem dor superior a 500 metros em 24 doentes. O efeito clínico foi alcançado em 26 doentes (94,5%). A eficácia do tratamento foi igualmente confirmada pelos dados dos estudos instrumentais. Foram obtidas alterações significativas que indicam a melhoria do fluxo sanguíneo no membro inferior aquando da determinação do LPI. Registou-se um aumento do LPI até $1,04 \pm 0,018$ ($p<0,05$). Nos reovasogramas no final do tratamento, o aumento do IR até $0,60 \pm 0,002$ ($p<0,05$) foi claramente revelado, o que indicou a restauração do principal tipo de fluxo sanguíneo no membro inferior. Este facto foi também confirmado pelos resultados do USDG - registou-se um aumento significativo do MaxA até $19,4 \pm 0,3$ cm/s ($p<0,05$).

Indicadores de estudos instrumentais e laboratoriais em pacientes do grupo II.

Indicadores	Antes do tratamento	Após o tratamento
LPI	0,94±0,01	1,04±0,018*
RI	0,57±0,008	0,6±0,002*
MaxA m/s	18±0,3	19,4±0,3*
PTI%	98,22±2,6	86,44±2,7*
Fibrinogénio g/l	5,18±0,44	4,3±0,3
Açúcar no sangue mmol/l	8,7±0,85	7,4±0,4
Açúcar na urina	Mais de 3 por cento	

Nota: *-p<0,05 em comparação com antes do tratamento.

23 pacientes (7 com estágio 0, 14 com estágio I-II e 2 com estágio V) foram submetidos a medidas conservadoras. No tratamento de 16 doentes com pé diabético em estádio I-II, onde existiam úlceras tróficas superficiais e profundas, juntamente com uma terapia conservadora complexa, a ênfase principal foi colocada no tratamento local (Fig. 8). Desde o primeiro dia de entrada dos doentes na clínica, a enzima proteolítica de origem vegetal cucumazyme foi aplicada localmente a 50 PE (proposta n.º 2082). Não foi efectuada qualquer terapia antibiótica nestes doentes. Aos 3-4 dias, a superfície das úlceras tróficas foi limpa de placas fibrinosas purulentas e aos 5-6 dias apareceu tecido de granulação.

Indicadores de tratamento dos doentes do segundo grupo.

Indicadores	0	I-II	III	IV	V	Total
Número total de pacientes	7	16	22	30	8	83 (100%)
Operado em	-	2	22	30	6	60 (72,3%)
Cf. dia de cama	-	13,5±1	18,9±1	26,2±1,2	24,1±1,5	23,7±1,2
P/o complicações	-	-	-	-	1	1(1,6%)
Não operado	7	14	-	-	2	23 (27,7%)
Cf. dia de cama	14,2	15,7	-	-	32	16,6±

A cicatrização completa das úlceras tróficas foi observada em 14 doentes (87,5%) numa média de 10,7 ± 0,3 dias (Fig. 9). Os restantes 2 doentes com úlceras tróficas nos dedos dos pés, num contexto de osteoartropatia destrutiva, foram submetidos a desarticulação dos dedos. No segundo grupo, 60 (72,3%) doentes foram submetidos a intervenções cirúrgicas. Em 2 doentes com úlceras tróficas, apesar da ausência de Em doentes com processos inflamatórios visíveis no pé (estadio I-II), a MOE mostrou uma diminuição da condução sonora dos ossos falangeanos inferior a 2500m/s, a quem foi diagnosticada osteoartropatia destrutiva. Estes doentes foram submetidos a uma desarticulação dos dedos.

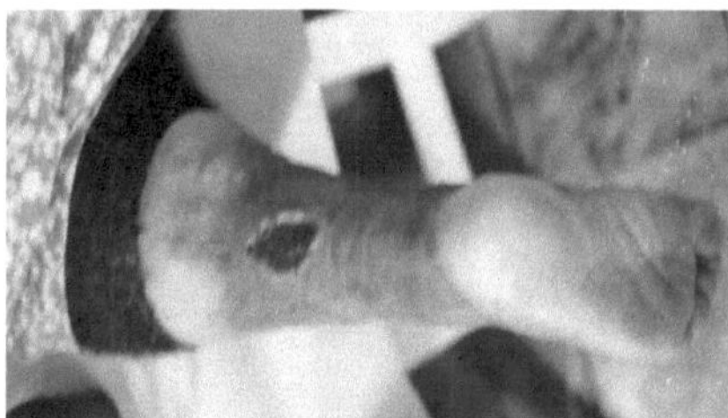

Figura 8. Vista da úlcera trófica da tíbia antes do tratamento.

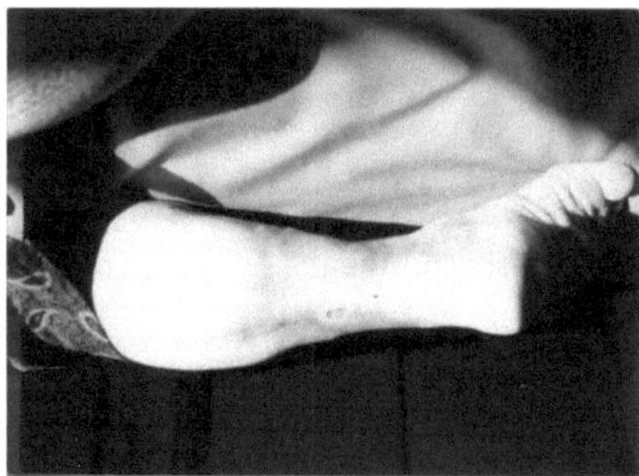

Fig. 9. Vista da úlcera trófica do mesmo doente no 9º dia de tratamento Cucumazyme.

Todos os 22 pacientes (com neuropatia - 12, isquémia - 1, osteoartropatia - 3, forma mista - 6) foram submetidos a intervenções cirúrgicas com estágio III e um total de 29 operações. A 11 doentes com flegmão do pé foram realizados focos purulentos abertos. Posteriormente, foram submetidos a necrectomias no decurso de pensos. 2 doentes (com neuropatia-1, osteoartropatia-1), devido ao envolvimento no processo purulento-necrótico, foram submetidos a desarticulação dos dedos. As feridas foram ligeiramente preenchidas com turundas e guardanapos embebidos em solução de cucumazyme. O tempo de limpeza das feridas dos tecidos necróticos purulentos foi observado em 9,7±0,3 dias. Aos 10,7±0,3 dias, as feridas começaram a ser preenchidas com tecido de granulação. Em 5 doentes, o defeito da ferida foi fechado por transplante de um retalho de pele livre de acordo com Tirsch. O tempo médio de tratamento dos doentes com estádio III foi de 18,9±1,0 dias. Todos os doentes conseguiram preservar a função de suporte do pé através do tratamento. Foram efectuadas 41 intervenções cirúrgicas em 30 doentes com SDS em estádio IV. A gangrena húmida dos dedos e dos pés ocorreu em 18 doentes e a gangrena seca em 12 doentes. A gangrena com base na neuropatia ocorreu em 14, a osteoartropatia em 12, a isquémia em 2 e a forma mista em 3 doentes. A gangrena do dedo I do pé foi observada em 10 doentes, nos outros 20 doentes o processo necrótico afectou os dedos II-V do pé. O tratamento local consistiu na aplicação de cucumazyme. 1 doente com forma isquémica, após consulta de um cirurgião vascular, foi encaminhado para o departamento de cirurgia vascular para cirurgia reconstrutiva das artérias principais do membro. Em 9 doentes com gangrena húmida dos dedos, com a utilização de cucumazyme, foi possível parar o processo inflamatório em torno da necrose e transferir a gangrena húmida para a necrose seca. Posteriormente, as necrectomias faseadas foram operações independentes nesta categoria de doentes. Após a delimitação do processo necrótico, 19 doentes foram submetidos a desarticulação dos dedos dos pés com remoção dos tendões flexores. Em 4 deles, tendo em conta a forma destrutiva da osteoartropatia, a operação foi complementada com a remoção da cabeça dos metatarsos correspondentes. Em 2 doentes com a forma neuropática, devido à progressão da necrose após a desarticulação dos dedos, foi efectuada posteriormente a amputação do pé por Sharpe. A aplicação local de cucumazyme permitiu, em média, 9,7 ± 0,3 dias após a operação, limpar a superfície da ferida da camada purulenta. Em 2 casos, o defeito da ferida foi fechado por transplante de um retalho de pele livre, segundo Tirsch.

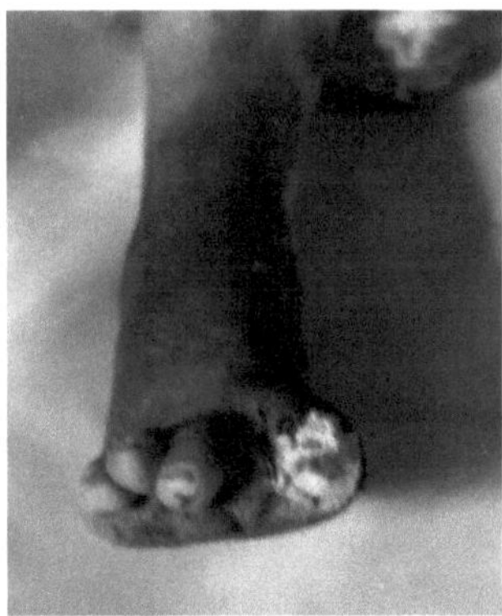

Figura 10. Ferida de granulação após desarticulação do primeiro dedo.

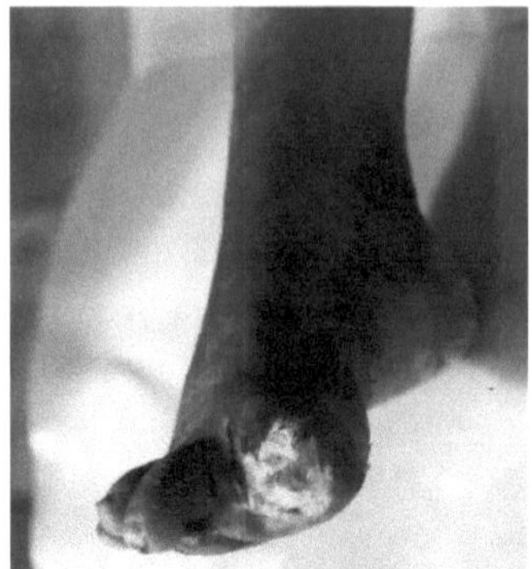

Figura 11. Defeitos de feridas fechadas por enxerto de pele de acordo com Tiersch.

Dada a progressão do processo purulento-necrótico, 7 doentes (com neuropatia-3, isquémia-1 e forma mista-3) foram submetidos a amputação femoral. Destes, 5 doentes foram submetidos a uma amputação primária da coxa no dia seguinte à sua admissão na clínica devido a um estado sético grave com indicações vitais. Não foram observadas complicações pós-operatórias. O período médio de tratamento foi de 26,2±1,0 dias.

Os melhores resultados foram obtidos no tratamento de doentes com o estádio V. No contexto da aplicação de cucumazyme no 7º-8º dia de tratamento, conseguimos parar o processo inflamatório em 2 doentes. O inchaço e a hiperemia do pé desapareceram, foi possível determinar um limite de demarcação claro. 1 doente, devido a uma forma destrutiva de osteoartropatia, foi submetido a uma desarticulação do II-III dedo do pé com remoção da cabeça do metatarso. 5 doentes (3 com neuropatia, 1 com osteoartropatia, 1 com forma mista) foram submetidos a amputação do pé após supressão do processo inflamatório purulento. Devido à progressão do processo gangrenoso, um doente com forma isquémica foi submetido a amputação da coxa, com desfecho fatal após a operação, num contexto de insuficiência cardiovascular crescente. O período médio de tratamento foi de 24,1 ± 1,2 dias. Nos estudos microbiológicos efectuados com cucumazyme, observou-se uma redução fiável da contaminação microbiana no terceiro dia de tratamento para $3,1x10^{-1045}$.

Foi observada uma diminuição da contaminação microbiana abaixo dos valores críticos no 5º dia de tratamento com cucumazima para $2,3x10^{-1034}$ Nos doentes do segundo grupo, em que o tratamento complexo incluiu cucumazima tópica, no final do tratamento foram isolados 62% dos doentes com microrganismos patogénicos ou condicionalmente patogénicos a uma concentração de 1,2x103 em 1 ml de fluido da ferida. A ausência de crescimento microbiano foi observada em 38% dos doentes examinados.

Investigações microbiológicas no SDS em doentes do grupo II durante o tratamento.

Grupo de doentes	Contaminação microbiana de 1g de tecido.			
	Vinte e quatro horas			
	1	3	5	9
Cucumazyme	5.2x10 - 9 1011	3.1x10 - 4 105*	2.3x10 - 3 104*	1,2x103 *

Nota: *- p<0,05.

Investigações microbiológicas no SDS em pacientes do grupo II no final do tratamento.

Grupos de doentes	Crescimento microbiano %	Contaminação microbiana	Sem crescimento micro-robótico %
Cucumazyme	62%	1,2x103	38%

Os estudos imunológicos revelaram um aumento significativo da contagem relativa de linfócitos T para 52,7 ± 1,8% e de T supressores para 19,8 ± 1,7% (p<0,001).

Índices de imunidade dos pacientes do grupo II no final do tratamento.

Indicadores	Na admissão	No final do tratamento
Linfócitos T %	1000,6±37,7 46,7±1,7	1122,5±56,7 52,7±1,8*
Ajudantes em T %	673,7±34,8 27,8±2	705±33,3 28,3±1,3
Supressores em T %	327,3±17 15,3±1,3	417,5±56,7 19,±1,7*
Linfócitos B %	383,3±41,7 25,2±1,2	442,7±28,3 21,2±1,8
0-linfócitos %	425,8±52,1 30,2±2	364,7±32,7 21,8±2,3*
Contagem fagocítica %	46,3±1,5	51,2±3,2

Ig A g/l	1,1±0,04	1,1±0,01
Ig M g/l	3,4±0,3	1,5±0,2**
Ig G g/l	13,7±0,4	11,6±0,3**
Lisozima mg%	1,5±0,2	1,75±0,1

Nota: *- $p<0,05$; **- $p<0,001$ em relação aos valores basais.

Verificou-se uma diminuição significativa do conteúdo absoluto de linfócitos B para 442,7 ± 28,3cl/µl e do índice relativo de linfócitos 0 para 21,8 ± 2,3% ($p<0,05$). No estudo da imunidade humoral, verificou-se uma tendência para o teor de imunoglobulinas se aproximar da norma. O conteúdo de lisozima nos níveis séricos no final do tratamento manteve-se baixo com 1,75 ± 0,1 ($p>0,001$) em comparação com a linha de base.Os estudos morfológicos de amostras de biópsia e esfregaços retirados de feridas purulentas-necróticas dos membros inferiores durante o tratamento com cucumazyme mostraram alguma dinâmica positiva, consistindo numa diminuição do número de neutrófilos no campo de visão, nas preparações histológicas verificou-se uma diminuição da infiltração leucocítica-plasmocitária dos tecidos.Assim, a aplicação local de cucumazyme levou à delimitação do processo purulento-necrótico, o que contribuiu para a obtenção de resultados excelentes e bons em 90,4% dos casos. Em 47 doentes abriram-se focos purulentos, as necrectomias e a desarticulação dos dedos com remoção de tendões e ossos metatársicos foram operações independentes e não uma fase de preparação para a amputação alta. Foram efectuadas amputações ao nível da coxa em 8 doentes (9,8%). O resultado letal foi observado em 1 caso. A duração do tratamento dos doentes do grupo II foi igual a 16,6±1,5 dias. Registou-se uma diminuição significativa do conteúdo absoluto de linfócitos B para 442,7 ± 28,3cl/µl e do índice relativo de linfócitos 0 para 21,8 ± 2,3% ($p<0,05$). No estudo da imunidade humoral, verificou-se uma tendência para o teor de imunoglobulinas se aproximar da norma. O teor de lisozima no soro sanguíneo no final do tratamento manteve-se baixo - 1,75 ± 0,1 ($p>0,001$) em comparação com os dados iniciais.

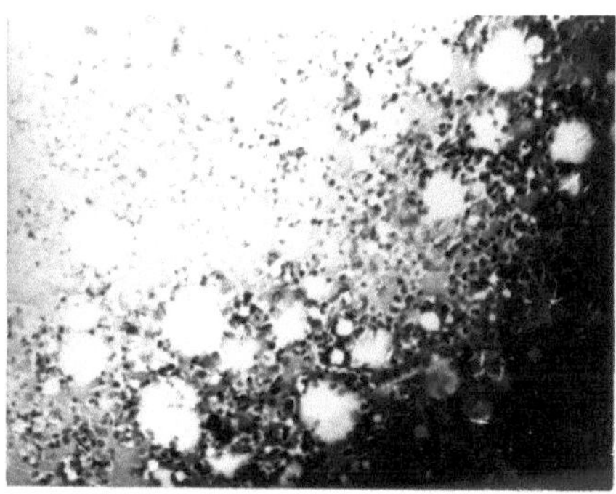

Figura 12: Alguma redução dos elementos inflamatórios com o tratamento com cucumazyme. Impressão do esfregaço. Microscopia de luz. Coloração com hematoxilina-eosina. Eq.x160.

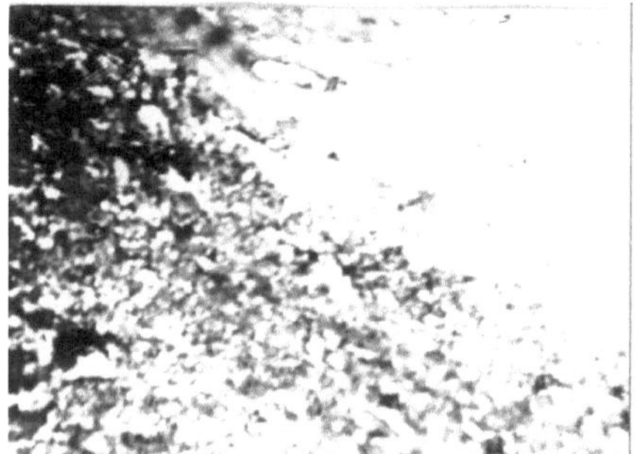

Figura 13: Diminuição da infiltração leucocitária com o tratamento com cucumazyme.
Microscopia ótica. Coloração com hematoxilina-eosina. Eq.x160.

Resultados do tratamento complexo de complicações purulentas-necróticas dos membros inferiores com a utilização de cucumazyme e USC.

A aplicação combinada de cucumazima e ultra-sons foi realizada em 95 doentes, entre os quais foi encontrada a forma neuropática em 44, osteoartropática em 24, isquémica em 6 e mista em 21 doentes. A melhoria do estado geral no contexto da terapia complexa efectuada com aplicação local de cucumazyme com USC foi observada em 94% dos doentes a partir de 2-3 sessões de tratamento. Observou-se uma redução das dores difusas e baças nas extremidades após a 2ª sessão de USC com cucumazyme. As parestesias caracterizadas por sensação de formigueiro, "zumbido", "ardor" após o tratamento desapareceram após 3 sessões de tratamento. As sensações de dormência dos membros distais não foram observadas em 89% dos pacientes após 3-4 sessões. As câibras dolorosas nas extremidades no contexto do tratamento por ultra-sons com cucumazyme foram eliminadas em 84% dos doentes após 4-5 sessões.

Resultados do exame dos doentes do grupo III.

Sinais clínicos	Resultado
Melhoria do estado geral	94%
Desaparecimento da sensação de ardor	92%
Redução da dor difusa	82%
Desaparecimento da dormência do membro	89%
Desaparecimento das cãibras dolorosas nos membros	84%
Extensão da distância que pode ser percorrida sem dor	48%

Após 2-3 sessões de USC com cucumazyme durante pensos ou cirurgias, observou-se uma hemorragia significativa dos tecidos moles, o que indicava indiretamente uma boa microcirculação das partes distais do membro. Nas investigações laboratoriais e instrumentais, registou-se um aumento significativo do LPI para 1,01±0,019, do RI para 0,58±0,01 e do Max A para 20,1±0,25 cm/s (p<0,05).

Indicadores de investigações instrumentais e laboratoriais no grupo III de doentes.

Indicadores	Antes do tratamento	Após o tratamento
LPI	0,92±0,01	1,01±0,018*
RI	0,57±0,01	0,58±0,01
MaxA cm/s	18,1±0,4	20,1±0,25*
PTI%	99,4±2,9	82,9±1,6*
Fibrinogénio g/l	6,7±0,36	4,78±0,25*
Glicose no sangue	7,5±0,5	7,8±0,5

Nota: *-p<0,05 em comparação com antes do tratamento.

Indicadores de tratamento no terceiro grupo de doentes.

Indicadores	0	I-II	III	IV	V	Total
Número total de pacientes	6	20	29	31	9	95 (100%)
Operado em	-	4	25	24	9	62 (65,2%)
Cf. dia de cama	-	14	22	19	34,5	27±
P/o complicações	-	-	-	-	1	1(1,61%)

Letalidade	-	-	-	-	1	1 (1,61%)-
Não operado	6	16	4	7	-	33 (34,8%)
Cf. dia de cama	12	17,1 ±1 ,8	23,7	18,1	-	17,2±
Letalidade	-	-	-	-	-	-

16 pacientes com estágio I-II da SDS foram submetidos a medidas terapêuticas conservadoras. Foram encontradas úlceras tróficas superficiais e profundas em 20 doentes do terceiro grupo. Foi efectuada uma ecografia local com cucumazyme durante os pensos. O defeito da úlcera foi preenchido com 50 PE de cucumazyme e os ultra-sons foram aplicados a uma distância de 0,5 cm da superfície da úlcera. O edema e a hiperemia da pele desapareceram, em média, após 5 sessões. O penso foi terminado com a colocação de uma turunda humedecida com solução de cucumazyme. Nos 2-3 dias, a superfície das úlceras tróficas foi limpa da placa fibrinosa purulenta, tendo-se observado o aparecimento de tecido de granulação tenro no 5º dia de tratamento. A cicatrização completa das úlceras foi observada no 11º-12º dia em 16 doentes (80%). Tendo em conta a forma destrutiva da forma osteoartropática da SDS, 3 doentes foram submetidos a desarticulação do dedo do pé afetado com remoção da cabeça do osso metatársico. O período médio de tratamento foi de 17,1±1,8 dias. Em 4 doentes com SDS de estádio III, foi possível parar completamente os sinais de inflamação e suspender o processo purulento-inflamatório. Dos 29 doentes com estádio III, 25 foram submetidos a intervenções cirúrgicas. 13 doentes (com neuropatia-7, osteoartropatia-1, forma mista-5) foram submetidos a dissecção do flegmão. Em 3 casos (com neuropatia-2, forma mista-1), tendo em conta o envolvimento dos dedos II-III no processo necrótico-purulento, a operação foi efectuada. foi combinada com a amputação dos dedos dos pés. Em 2 doentes com flegmão osteomielítico (forma destrutiva de osteoartropatia), foi efectuada sequestrectomia ou remoção dos ossos metatarsianos afectados durante a amputação do dedo do pé e abertura do flegmão.

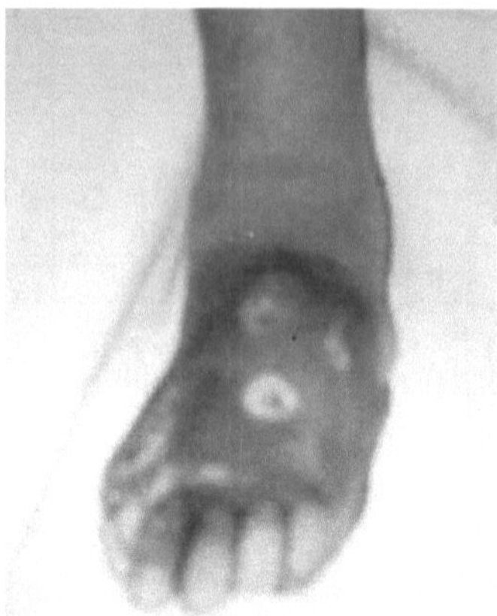

Figura 14: Vista de um pé com lesões de estádio III antes do tratamento.

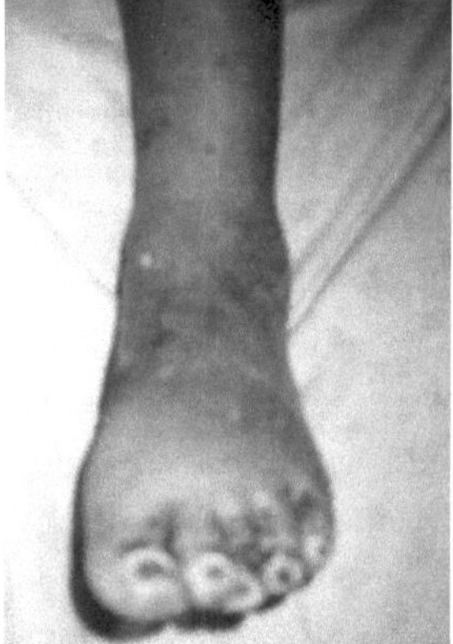

Figura 15. Vista do mesmo pé após tratamento com USC e cucumazyme.

A fase final da cirurgia em todos os casos foi o tratamento ultrassónico da superfície da ferida com soluções de cucumazyme durante 10 minutos e a inserção de tecidos embebidos em solução de cucumazyme. A condição obrigatória foi a descarga do membro, que foi efectuada através de repouso na cama. Após a operação, 6 doentes com osteoartropatia diabética receberam um molde de gesso amovível durante 2 semanas. Os pensos diários continuaram a ser efectuados com CPC com cucumazyme. Foi observada uma maior separação da ferida durante 2-3 dias. Em média, a limpeza da ferida das massas necróticas purulentas foi observada em 9,2±0,3 dias. Aos 10,9±0,3 dias, apareceu tecido de granulação na superfície da ferida. A fim de acelerar o tempo de cicatrização, foram colocadas suturas raras na ferida em 5 doentes. A cicatrização da ferida ocorreu em 16,1 ± 0,7 dias. Foi efectuado um total de 147 sessões de USC ou 5 sessões por doente. O período médio de tratamento dos doentes operados no estádio III foi de 22±1,5 dias. No estádio IV, com a presença de processo necrótico húmido, 7 doentes foram submetidos a USC e a aplicações de cucumazyme. Foram obtidos bons resultados em 7 casos (22,3%) após 6-7 sessões de tratamento ultrassónico e terapia local com cucumazyme. Verificou-se uma redução do edema do pé e da hiperemia no 3º-4º dia. A rejeição completa dos tecidos necróticos foi observada ao 7º dia em 3 doentes. Noutros casos, a necrose húmida transformou-se numa forma seca. Nestes doentes, não foram efectuadas intervenções cirúrgicas. O tempo médio de tratamento dos doentes foi de 18,1 ± 1,1 dias. Com lesões do pé no estádio IV, 24 doentes foram submetidos a intervenções cirúrgicas. 2 doentes com a forma isquémica foram submetidos a cirurgia reconstrutiva dos vasos do membro inferior em departamentos de cirurgia vascular após consulta com um angiosurgião. 14 doentes foram submetidos a amputações de dedos com remoção de bainhas tendino-sinoviais.

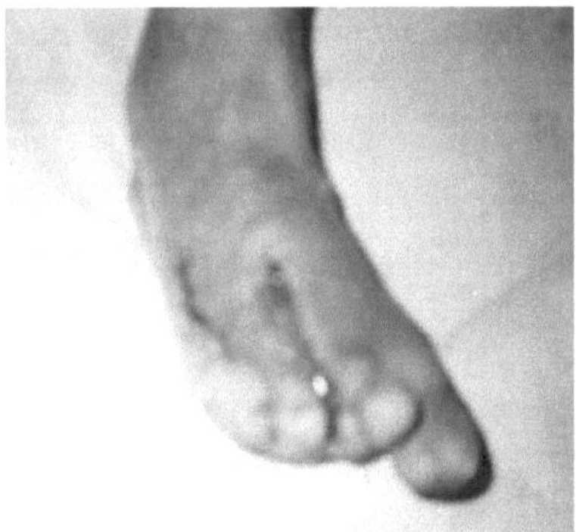

Figura 16. Amputação do terceiro dedo com remoção do tendão.

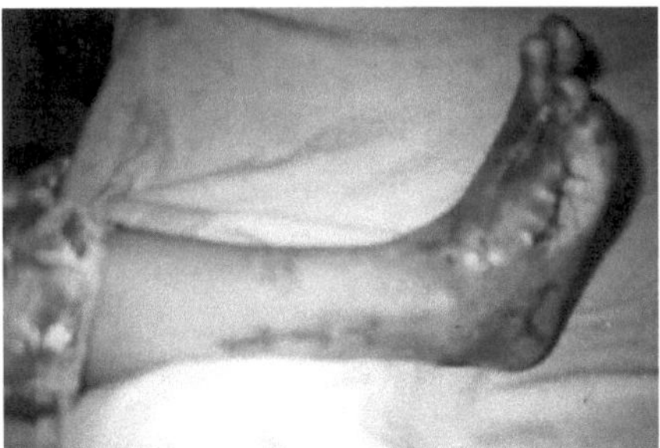

Fig. 17: Remoção do tendão com uma incisão alargada ao terço inferior da tíbia no mesmo doente.

Em 2 doentes, devido ao envolvimento dos tendões no processo purulento-necrótico, esta incisão foi alargada ao terço inferior da tíbia. A operação foi finalizada com a aplicação de suturas convergentes na ferida. Um doente, após a delimitação do processo necrótico, foi submetido a uma amputação do pé de Sharpe. Foram efectuadas amputações de membros superiores em 3 doentes, tendo em conta a progressão do processo necrótico purulento para a perna e a ineficácia do tratamento. Não foram observadas complicações pós-operatórias. O tempo médio de tratamento dos doentes foi de 19 dias. Foram necessários esforços especiais em doentes com o estádio V de lesão dos membros por processos necróticos purulentos. Em 7 doentes, com base em ultra-sons e na aplicação local de cucumazyme, foi possível parar o processo necrótico-purulento e localizar o processo purulento. Em 2 doentes, o centro purulento foi aberto com amputação dos dedos dos pés. Em 6 casos, foram efectuadas necrectomias faseadas. Os pensos foram complementados com USC com cucumazyme, as feridas foram ligeiramente tamponadas com turundas de gaze humedecidas com solução de cucumazyme. A limpeza das feridas da camada purulenta-necrótica foi observada aos 9,2 ± 0,3 dias. Os tecidos necróticos foram facilmente removidos. Aos 8 dias, apareceu tecido de granulação tenro na ferida. As feridas sangravam facilmente, indicando uma melhoria da circulação sanguínea. Após o aparecimento da granulação, passámos a utilizar pensos de pomada. Foram utilizadas sobretudo pomadas solúveis em água à base de óxido de polietileno. 2 doentes foram submetidos a enxertos de pele segundo Tirsch. O retalho de pele na superfície anterior do terço superior da coxa foi retirado com uma faca de Tirsch. O primeiro penso foi efectuado no 5º-6º dia. Noutros casos, as feridas cicatrizaram por tensão secundária. Um doente teve de ser amputado da coxa devido à falta de efeito da terapêutica e à progressão do processo necrótico-purulento. Foi observada uma complicação pós-operatória sob a forma de infiltrado na ferida do coto femoral em 1 doente. Não se registaram resultados letais. Os estudos microbiológicos efectuados no terceiro grupo de doentes mostraram que a aplicação combinada de cucumazima e UPC contribuiu para uma diminuição significativa da contaminação microbiana após 3 sessões de tratamento para $3,5x10\ -10^{34}$

Estudos microbiológicos em complicações purulentas-necróticas dos membros inferiores em doentes diabéticos no final do tratamento.

Grupo de doentes	Contaminação microbiana de 1g de tecido.			
	Vinte e quatro horas			
	1	3	5	9
Cucumazyme+PCM	4.9x10 - 8 1010	3.5x10 - 3 104	1.9x10 - 2 103	1.2x10 - 2 103

Foi observada uma redução significativa da contaminação microbiana (1,2x10^2-10^3) abaixo dos valores críticos quando a cavitação das feridas por ultra-sons foi ligada em 48% dos doentes no final do tratamento. Neste grupo, a ausência de crescimento microbiano foi observada em 52% dos pacientes examinados.

Estudos microbiológicos em pacientes do grupo III no final do tratamento.

Grupo de doentes	Crescimento microbiano %	Contaminação microbiana	Ausência de micro %
Cucumazyme+ PCM	48%	1.2x102 -103	52%

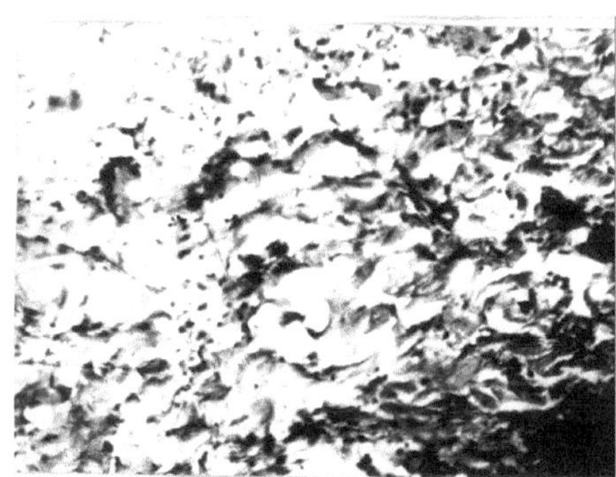

Fig. 18. Redução notável do processo inflamatório, desenvolvimento de processos fibroplásticos com a aplicação combinada de cucumazyme e USC. Microscopia de luz. Coloração com hematoxilina-eosina. Eq.x160.

Nos estudos imunológicos, verificou-se um aumento significativo do conteúdo absoluto e relativo do conjunto total de linfócitos T para 1153,3±41,7 e 55,5±1,8, dos T-helpers para 28,5±3 e dos T-suppressors para 370,3±26,3%, respetivamente. Registou-se também um aumento não significativo dos linfócitos B e uma diminuição dos linfócitos 0. No final do tratamento, verificou-se um aumento do número de fagócitos até 52,7±1,7% (p>0,05).O tratamento combinado de feridas necróticas purulentas dos membros inferiores com a aplicação local de cucumazyme e ultra-sons resulta numa redução acentuada dos processos inflamatórios, juntamente com a ativação de mecanismos regenerativos-proliferativos, o que é confirmado por uma diminuição do número de massas necróticas, o aparecimento de fibroblastos imaturos, células plasmáticas na área da ferida.

Índices de imunidade de doentes do grupo III com complicações necróticas purulentas dos membros inferiores na diabetes mellitus no final do tratamento.

Indicadores	Na admissão	No final do tratamento
Linfócitos T %	1025,3±59,7 49,5±1,7	1153,3±41,7 55,5±1,8*
Células T-helper %	741±47,8 26,7±4,2	766,3±34,7 28,5±3*
Supressores em T %	284,2±33,3 12,8±1,6	370,3±26,3* 15,5±1,3
Linfócitos B %	337,5±48,8 28,8±2,3	577,5±47,5* 27,7±1,8
0-linfócitos %	244,3±60 21,2±3,3	234,5±56,8 17±3,3
Contagem fagocítica %	48,7±2	52,7±1,7
Ig A	1,2±0,03	1,3±0,04*
Ig M	3,6±0,3	2±0,2*
Ig G	13,6±0,3	11,9±0,4*
Lisozima	1,3±0,1	1,7±0,2*

Nota: * - p<0,05 em relação aos valores de referência.

Nas preparações citológicas, existem camadas pesadas de fibroblastos, películas de fibrina com neutrófilos isolados, células degeneradas Dos 95 doentes do terceiro grupo, 62 (65,3%) foram submetidos a intervenções cirúrgicas.

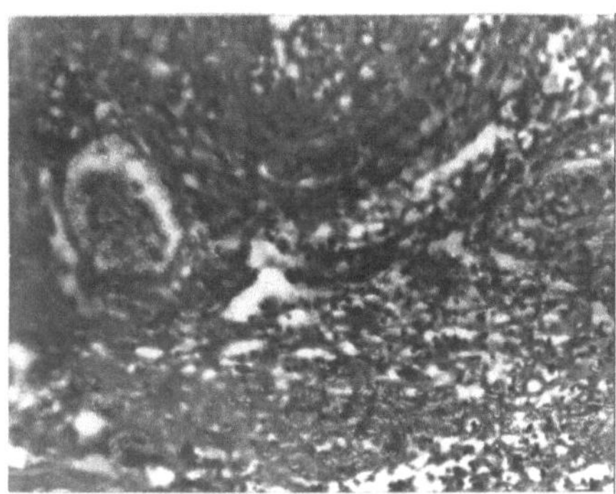

Fig. 19: Aparência de fibroblastos imaturos, células plasmáticas com aplicação combinada de cucumazima e USC. Microscopia de luz. Coloração com hematoxilina-eosina. Eq.x160.

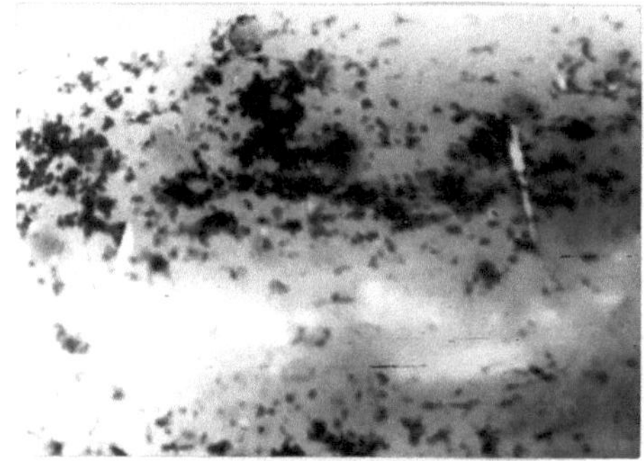

Fig. 20. Estratos de fibroblastos com neutrófilos individuais em aplicação combinada de cucumazyme e USC. Microscopia de luz. Coloração com hematoxilina-eosina. Eq.x160.

Resultados do tratamento complexo das complicações necróticas purulentas das extremidades inferiores na diabetes mellitus com a inclusão da autotransfusão com sangue irradiado por UV, cucumazyme e CBC.

Neste subcapítulo apresentamos os resultados do tratamento de doentes com a inclusão de AUVOC com aplicação local de cucumazyme e USC, estudámos o curso de diferentes formas clínicas sob a influência de AUVOC. Na forma neuropática havia 36 doentes, na osteoartropática 10, na isquémica 5 e na mista 11. A frequência de utilização do AUVOC dependia também da forma e do estado geral dos doentes. No total, foram utilizadas 348 sessões de AUVOC ou 5,6 por 1 doente. Na presença de um processo purulento-necrótico, o tratamento foi complementado com um tratamento de ultra-sons com cucumazyme. De resto, as medidas complexas de tratamento não diferiram em relação aos outros grupos de doentes. A glicemia na admissão era de 9,2 ± 0,8 mmol/l. 9 doentes receberam medicamentos para baixar o açúcar em comprimidos. 53 doentes foram transferidos para insulina simples desde os primeiros dias de tratamento. A dose diária de insulina era de 18-24 unidades. Verificou-se uma redução do nível de glicémia e uma melhoria das manifestações clínicas da neuropatia e da isquémia até 7,7±0,4 (p>0,05). Os resultados do estudo no grupo IV atestam o efeito positivo do AUFOC nas formas isquémica e mista da SDS. O efeito pronunciado foi observado em 55 (88,7%) doentes, moderado - em 5 (8%). O AUVOC teve um efeito positivo significativo na evolução da doença. Após a segunda sessão de AUFOC em 9 doentes, verificou-se o desaparecimento dos chamados pequenos sinais de isquémia: aumento da sensibilidade ao frio, arrepios, cansaço precoce das pernas, cãibras, parestesias sob a forma de arrepios, sensação de dormência nos pés. Uma vez que cada doente não apresentava necessariamente todas as queixas acima referidas e tinha um complexo de sintomas individual, a alteração das queixas no contexto da AUFOC também era individual. Em 2 doentes com o grau I de isquémia ocorreu a melhoria mais rápida do estado, não tinham quaisquer queixas e, após 4-5 procedimentos, interromperam o tratamento por si próprios.O tratamento interrompido motivou o desaparecimento completo do desconforto nas pernas e o aumento da tolerância à atividade física.

Os pacientes após 4-5 sessões de AUFOC notaram uma diminuição ou ausência de síndrome de dor em repouso, à noite. A tolerância à carga física aumentou após cada sessão, a claudicação intermitente apareceu após percorrer uma distância maior. É de salientar que, após o curso de AUFOC, em doentes com isquémia, o sintoma de claudicação intermitente estava completamente ausente, o que indica uma diminuição do grau de isquémia. Nos doentesAs possibilidades de reserva da linha de base da circulação sanguínea nas extremidades inferiores eram baixas. Este facto foi significativamente confirmado pelos dados RVG (RI-0,6 ± 0,002) e USDG (Max A 19,5 ± 0,4 cm/s), de acordo com os quais nos membros inferiores do Nos membros, foi detectada uma diminuição do fluxo sanguíneo volumétrico. O sintoma de claudicação intermitente aparecia quando se caminhava uma distância inferior a 100-300 metros. No final do tratamento, a tolerância à carga aumentou 3 vezes, os doentes notaram uma normalização do sono, uma melhoria do bem-estar geral e do humor. Não foi observado qualquer efeito significativo do tratamento em 2 (12,5%) doentes. De acordo com os dados RVG e USDG, o fluxo sanguíneo periférico nas extremidades inferiores melhorou significativamente.

Os nossos estudos (dados de RVG e USG) confirmaram a preservação do fluxo sanguíneo principal no membro em 21 doentes, razão pela qual estabelecemos a presença de microangiopatia nos mesmos. Infelizmente, a prevalência de microangiopatia difusa é o principal fator que conduz a um quadro isquémico e, nestes casos, a realização de cirurgias reconstrutivas dos vasos do membro inferior não surte o efeito desejado.

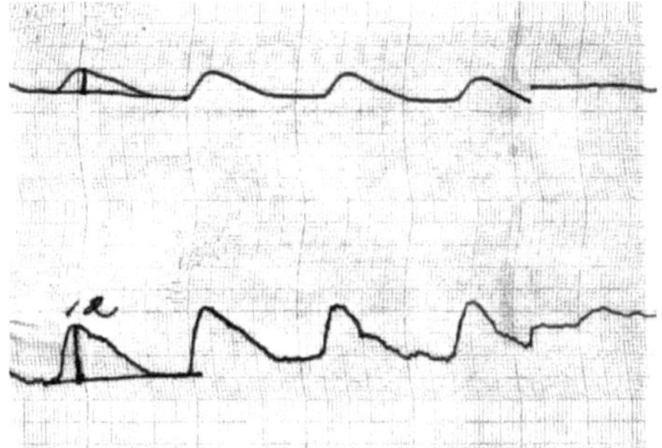

Figura 21: RVG de um doente com SDS isquémica antes do tratamento.

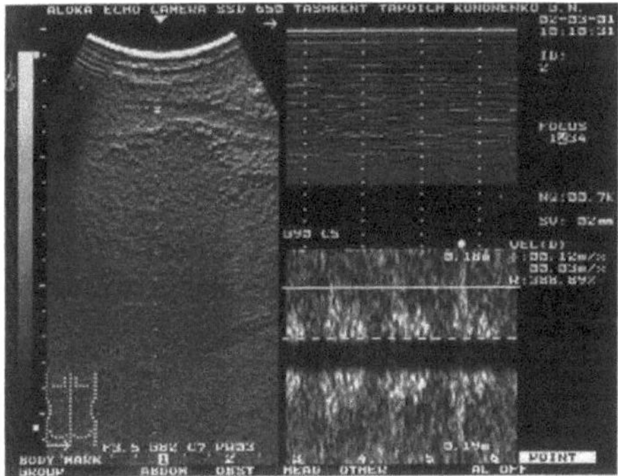

Figura 22: USDG de um doente com isquémia de grau III antes do tratamento.

Dos 62 doentes do quarto grupo, 41 (66,1%) foram submetidos a intervenções cirúrgicas. Todos os doentes deste grupo foram submetidos a AUVOC em combinação com tratamento ultrassónico e aplicação tópica de cucumazyme. O número de procedimentos AUVOC dependeu da forma clínica das lesões nos pés, da profundidade e da disseminação do processo purulento-necrótico.

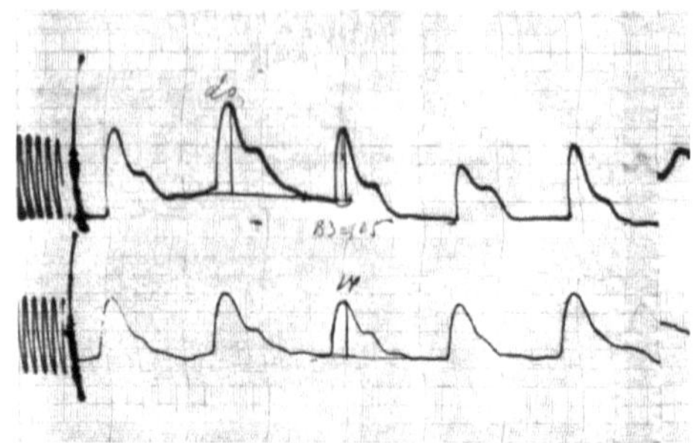

Figura 23: RVG após o tratamento com AUFOC.

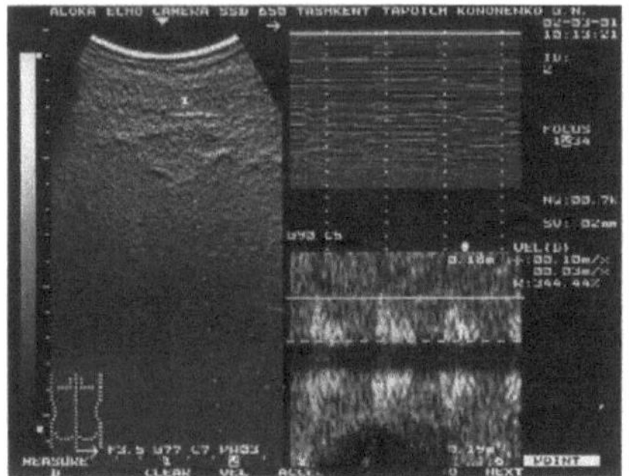

Figura 24. USDG após tratamento com AUFOC.

Indicadores de estudos instrumentais e laboratoriais de pacientes durante a aplicação combinada de AUFOC a pacientes com formas isquémicas e mistas de pé diabético.

Indicadores	Antes do tratamento	Após o tratamento
LPI	0,93±0,01	0,99±0,01*
RI	0,56±0,01	0,60±0,002*
MaxA cm/s	17,5±0,5	19,5±0,4*
PTI %	96,8±2,9	81,0±2,9*
Fibrinogénio g/l	5,6±0,5	3,9±0,2*
Glicose no sangue mmol/l	9,2±0,8	7,7±0,4
Glicose na urina	Mais de 3 por cento	1%

Nota: $p<0,05$ em comparação com antes do tratamento.

5 pacientes com estágio 0, quando não havia processo purulento-necrótico, fizeram 5 sessões de AUVOC. Os 5 doentes registaram uma melhoria do estado geral e uma redução da síndrome da dor no membro após 3-4 sessões de AUVOC.

Indicadores de tratamento no quarto grupo de doentes.

Indicadores	0	I-II	III	IV	V	Total
Número total de pacientes	5	14	18	20	5	62 (100%)
Operado em	-	7	14	18	3	42 (67,7%)
Cf. dia de cama	-	15,4	25	27,1	21	25,7±
Não operado	5	7	4	2	2	20 (32,3%)
Cf. dia de cama	13,8	24	19,7	20,6	30	20,8±

Na fase I-II da SDS, em 7 casos, observou-se a cicatrização das úlceras com a formação de uma cicatriz sensível ao fim de 7 dias. 7 doentes com localização de úlceras tróficas profundas nos dedos do pé e deformação acentuada destes dedos no contexto de osteoartropatia destrutiva foram submetidos a desarticulação dos dedos. Após a desarticulação dos dedos, foram aplicadas suturas primárias nas feridas, que foram retiradas ao 9º-10º dia. As feridas cicatrizaram com tensão primária em todos os casos. Nos doentes com estádio III, a AUVOC foi efectuada desde o primeiro dia de tratamento. Foram efectuadas intervenções cirúrgicas em 14 doentes. 5 doentes foram submetidos, no dia seguinte à admissão, a um esvaziamento do foco purulento com necrectomia radical, tendo sido removidos os tecidos necróticos alterados. Em 3 doentes, tendo em conta a lesão combinada dos dedos, foi efectuada a amputação dos dedos dos pés com remoção de tendões e bainhas sinoviais. 8 doentes foram submetidos a necrectomias faseadas. O tratamento ultrassonográfico das feridas com soluções anti-sépticas foi efectuado desde os primeiros dias. As feridas foram ligeiramente tamponadas com solução de cucumazyme. Após 2-3 sessões de AUFOC, o bem-estar geral dos doentes melhorou. A temperatura corporal normalizou, o apetite melhorou, o sono normalizou. O açúcar no sangue diminuiu de 10,23 ± 1,03 para 5,41 ± 0,28 ($p<0,05$). O aparecimento de granulação na ferida foi registado, em média, aos 11,3 ± 1,9 dias de tratamento. Foram aplicadas suturas secundárias precoces para acelerar a cicatrização da ferida. Na presença de grandes cavidades, especialmente após a abertura do flegmão e a remoção das bainhas sinoviais dos tendões, o encerramento da ferida foi complementado com a inserção de tubos de drenagem na cavidade da ferida (5 doentes). A cavidade da ferida foi lavada com soluções anti-sépticas e de cucumazyme através dos tubos de drenagem. A cicatrização completa da ferida foi observada em 16,2 ± 2,2 dias. O período médio de tratamento dos doentes operados foi de 25,7 ± 1,5 dias. Em 4 casos, as medidas conservadoras activas com associação de AUFOC, tratamento por ultra-sons e cucumazyme promoveram a delimitação do processo purulento-inflamatório, a rejeição de tecidos necróticos e o aparecimento de granulação. Posteriormente, foram efectuados pensos na ferida com preparações de pomada à base de óxido de polietileno (levomekol). Estes doentes tiveram alta do hospital sem intervenção cirúrgica. O tempo médio de tratamento dos doentes não operados foi de 19,7+1,2 dias. No estádio IV, o AUVOC foi efectuado tendo em conta as formas clínicas das lesões do pé. Em média, foram aplicadas 8 e 6 sessões de AUVOC por curso de tratamento, respetivamente. O UZK e a cucumazyme foram aplicados desde o primeiro dia de admissão dos doentes no hospital. Em 12 doentes, em 5 dias, observou-se a separação do processo purulento-necrótico com a transição do processo purulento-necrótico húmido para a necrose seca. Em 3 doentes, tendo em conta a mumificação do dedo necrosado, não foi efectuada a intervenção cirúrgica. 10 doentes foram submetidos a necrectomia. 2 doentes foram submetidos a esvaziamento do centro purulento com posterior necrectomia. Nestes casos, a abertura do centro purulento e as necrectomias foram a operação final. A amputação e a desarticulação dos dedos dos pés foram efectuadas em 11 doentes. Em 6 casos, a operação foi complementada pela remoção dos tendões flexores com bainhas sinoviais; em 2 casos, tendo em conta a osteoartropatia destrutiva, os ossos metatársicos correspondentes foram removidos adicionalmente. Em todos os casos de amputação do dedo do pé, a operação foi concluída com sutura primária da ferida, tendo-se registado uma cicatrização primária da ferida em todos os doentes. Foram efectuadas amputações do pé em 2 doentes.

Frequência de aplicação de AUFOC, USC e cucumazyme no quarto grupo de pacientes.

Tipo de tratamento	0 n-5	I-II n-14	III n-18	IV n-20	V n-5
Total CPC Por 1 doente	-	70 5	109 6,05	152 7,6	42 8,4
Cucumazim total Por 1 doente	-	122 4,02	158 8,7	178 8,9	48 9,6
Total AUFOC Por 1 doente	25 5	70 5	98 5,4	122 6,1	33 6,6

Num caso, todos os dedos do pé foram separados de acordo com Gorangeau com ressecção das cabeças dos metatarsos (Fig.25). Num caso, foi efectuada uma amputação de Sharpe. O tempo médio de tratamento dos doentes com estádio IV foi de 17,1+1,0 dias. Em 4 casos, após 5 dias de tratamento, foi possível delimitar o processo necrótico e, ao 7º dia, o edema do pé desapareceu completamente. A eliminação dos tecidos necróticos purulentos ocorreu em 8,5+0,4 dias (Fig.4.4.7).

2 doentes com SDS em estádio V foram submetidos a necrectomias faseadas. Os tecidos necróticos liquefeitos foram facilmente removidos. O aparecimento de tecido de granulação foi observado em 11,1+0,4 dias. A cicatrização da ferida ocorreu em 16,3±0,5 dias. Num caso de gangrena do calcanhar, o membro foi salvo sem tratamento cirúrgico.

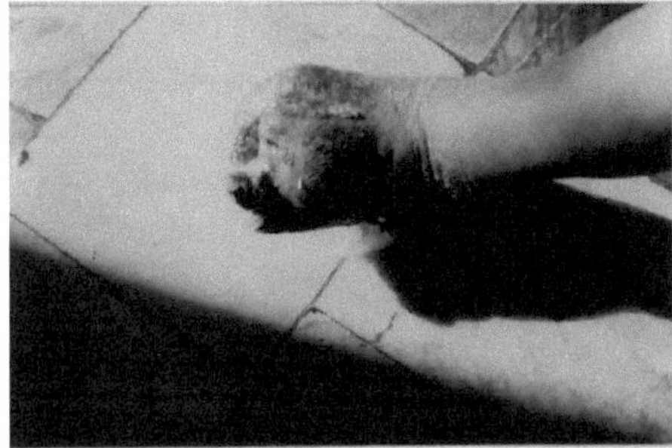

Fig. 25. Separação dos dedos do pé de Horangeau.

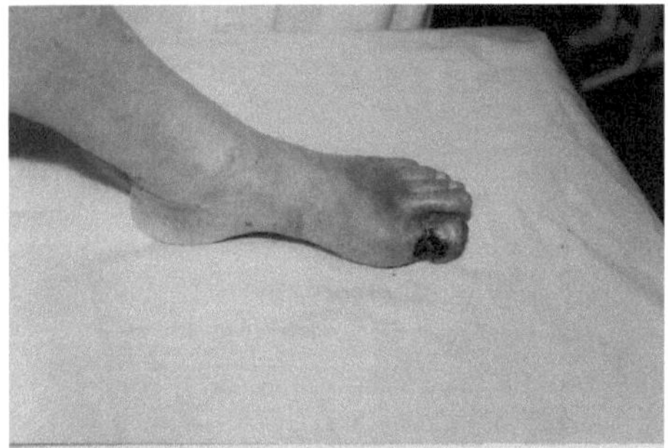

Figura 26: Gangrena do primeiro dedo do pé esquerdo antes do tratamento.

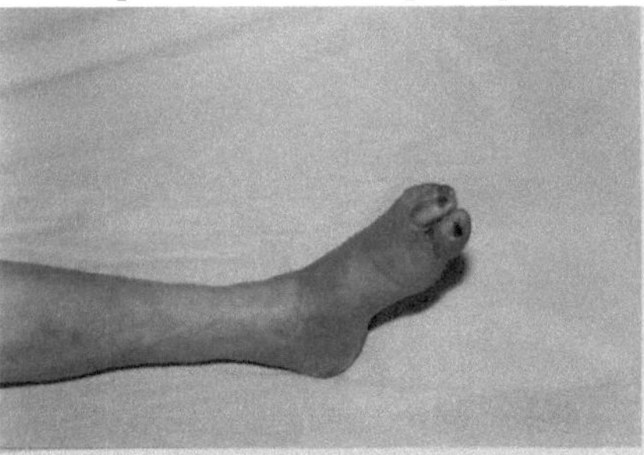

Fig. 27. No 8º dia após o tratamento com cucumazyme no fundo do AUFOC.

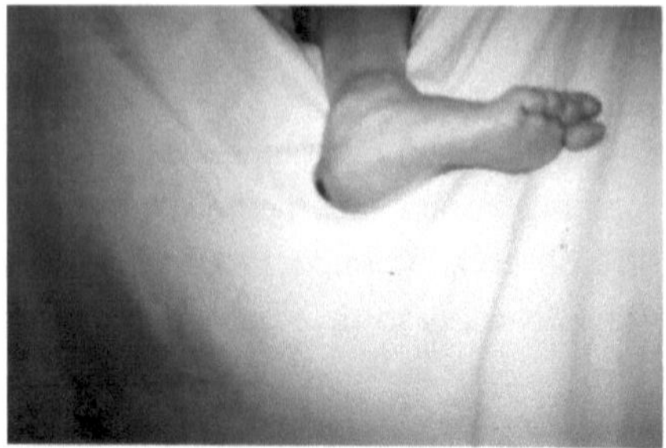

Figura 28. Vista de um pé com gangrena do calcâneo antes do tratamento.

No 7º dia de aplicação de AUFOC, USC e cucumazyme foi possível parar o processo necrótico-purulento.

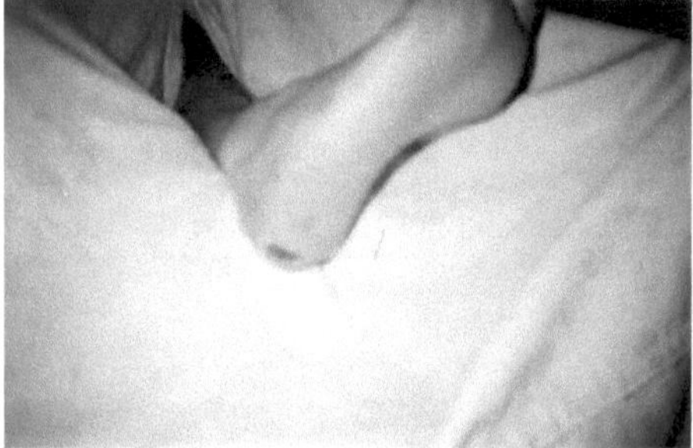

Figura 29. Vista do pé no 7º dia de tratamento com AUFOC, USC e cucumazyme.

Em 1 caso, foi efectuada uma amputação de Pirogov da tíbia (Fig.30.).

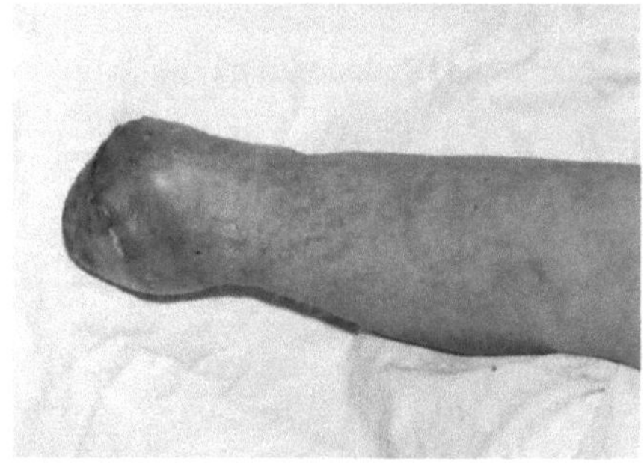

Figura 30. Condição após amputação ósseo-plástica da tíbia por Pirogov.

2 doentes tiveram de ser submetidos a amputação da anca devido à progressão do processo purulento-necrótico. A cicatrização da ferida pós-operatória nestes doentes foi de tensão primária. Após consulta de um cirurgião vascular, foram indicadas cirurgias reconstrutivas em 2 doentes (3,2%), que foram posteriormente operados em diferentes departamentos de cirurgia vascular. No contexto da aplicação combinada de AUFOC, tratamento com ultra-sons com cucumazyme, verificou-se não só uma tendência para a normalização dos índices de imunidade devido ao aumento do conteúdo quantitativo dos elementos celulares, mas também a sua melhoria qualitativa, expressa num aumento não fiável do número de fagócitos até 52,3 ± 3,8% (p>0,05). Ao mesmo tempo, registou-se também um aumento do teor de lisozima no soro sanguíneo até 1,8±0,2mcg/ml (p<0,05). Isto confirma a opinião de que o AUVOC, para além do seu efeito bactericida, estimula o sistema imunitário. Provavelmente, a melhoria dos parâmetros imunológicos no contexto do AUFOC está em maior medida relacionada com o seu efeito bactericida direto e com a fotomodificação dos elementos celulares do sangue. A melhoria dos índices de imunidade humoral e celular no contexto da aplicação combinada de vários métodos ocorreu em paralelo com a redução da contaminação microbiana.

Índices de imunidade dos pacientes do grupo IV no final do tratamento.

Indicadores	Na admissão	No final do tratamento
Linfócitos T	961,8±43,3*	1086,7±56,7
%	46,2±3,8*	52±4
Ajudantes em T	655,3±46,7*	772,8±43,7
%	26,7±2*	31,5±1,7
Supressores em T	305,8±33,3	310,5±48,3
%	16±3,3	15,3±1
Linfócitos B	391,7±21,7**	512,2±50,5*
%	25,5±1,7**	28±0,7
0-linfócitos	362±29,2**	324,7±58
%	26,5±4**	20±4,7
Contagem fagocítica %	46,5±4**	52,3±3,8
Ig A g/l	1,2±0,1**	1,1±0,1
Ig M g/l	3,8±0,3**	1,7±0,1
Ig G g/l	14,1±0,3**	11,3±0,6*
Lisozima mg%	1,2±0,1**	1,8±0,2**

Nota: * - p<0,05. **<0,005 em relação aos valores iniciais

Investigações microbiológicas em doentes do grupo IV durante o tratamento.

Grupos de doentes	Contaminação microbiana de 1g de tecido.			
	Vinte e quatro horas			
	1	3	5	9
AUFOC+cucumazima +PCM	5.3x10 -9 1011	2.9x10 -3 104	1.7x10 -2 103	1.5x10 -1 102

Quando o AUVOC foi ligado, não se registou qualquer crescimento microbiano nas culturas no final do tratamento em 78% dos doentes.

Estudos microbiológicos do grupo IV no final do tratamento.

Grupo de doentes	Crescimento microbiano %	Contaminação microbiana de 1 g de tecido	Não Crescimento microbiano %
AUFOC+cucumazima +PCM	22%	1.5x101 - 102	78%

O estudo morfológico de amostras de biópsia e esfregaços retirados de feridas necróticas purulentas de doentes diabéticos após AUVOC em combinação com a aplicação local de cucumazyme e ultra-sons mostrou o desaparecimento quase completo de massas necróticas do campo de visão com "limpeza" da superfície da ferida, tendo sido observada uma tendência para a revascularização do tecido danificado. A normalização da estrutura da derme com o crescimento das camadas de tecido conjuntivo é revelada perto das zonas da ferida, embora se possam observar zonas de edema da camada basal da derme com hiperplasia dos apêndices cutâneos. Nos espécimes de biópsia retirados desta categoria de doentes, notou-se, juntamente com a presença de fibroblastos, linfócitos, células plasmáticas, que indicam a intensidade dos processos regenerativos (Fig.35.).

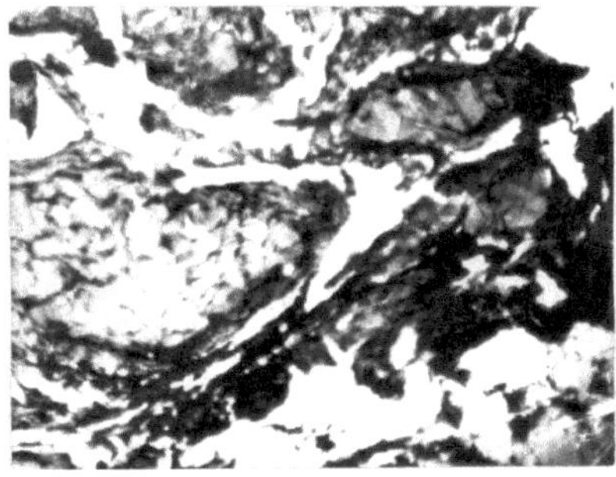

Fig. 31: Desaparecimento de massas necróticas do campo de visão com a aplicação combinada de AUVOC, cucumazyme e USC. Microscopia de luz. Coloração com hematoxilina-eosina. Eq.x160.

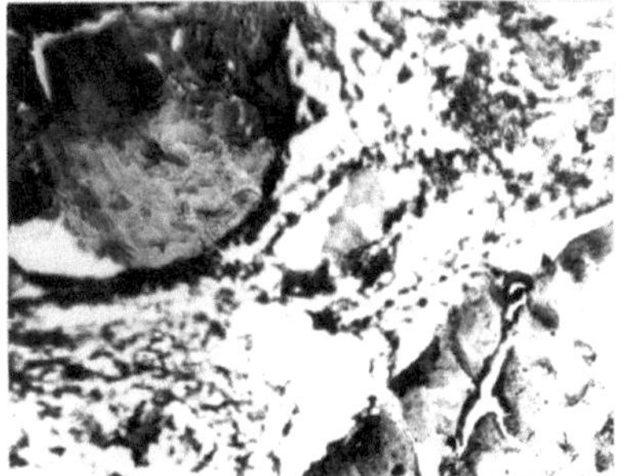

Figura 32. Revascularização de tecido danificado com aplicação combinada de AUVOC, cucumazyme e ultra-sons. Microscopia de luz. Coloração com hematoxilina-eosina. Eq.x160.

Resumindo os resultados do tratamento de doentes com complicações necróticas purulentas dos membros inferiores no contexto da DM no quarto grupo, onde a combinação de AUVOC, ultra-sons e cucumazyme foi incluída no complexo de medidas de tratamento, chegámos ao seguinte: foram obtidos resultados excelentes e bons em 93,5% dos casos. Foram efectuadas amputações de membros superiores em 4 doentes (6,5%). O desfecho fatal foi observado em 1 caso (1,6%). Verificou-se um aumento significativo do número de doentes com graus I e II até 20 (32,3%) e 38 (61,3%) e uma diminuição com o grau III de gravidade da SDS até 4 (6,4%) ($p<0,05$). O efeito positivo da aplicação do AUFOC, em nossa opinião, é realizado por: bactericida direto, anticoagulante, melhorando as propriedades reológicas do sangue e as acções do canal microcirculatório. O uso combinado de AUFOC, ultrassom e cucumazyme no tratamento complexo de pacientes com complicações necróticas purulentas nas extremidades inferiores no contexto de DM com estágios IV-V abre novas oportunidades para operações pouco traumáticas no pé e contribui para a preservação da função de suporte do pé, que é de grande importância. Na maioria dos casos, as necrectomias convencionais eram radicais e constituíam operações independentes e não uma fase de preparação dos doentes para amputações altas. Muitas vezes, a combinação de AUVOC com aplicação local de ultra-sons e cucumazina leva à supressão do processo inflamatório, contribuindo para a transição do processo necrótico húmido para a forma seca.

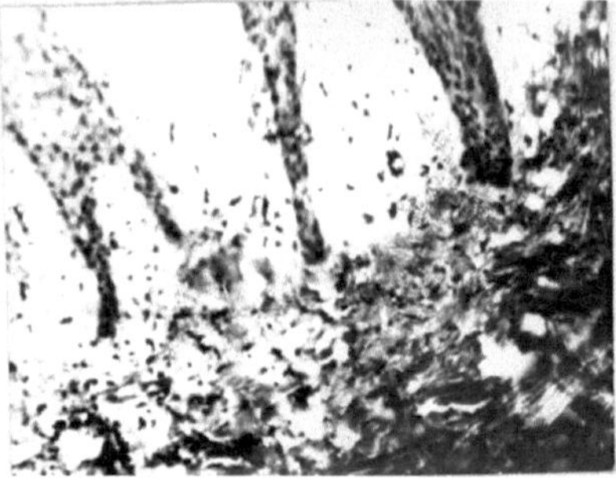

Fig. 33. Expansão das camadas de tecido conjuntivo perto de ferida necrótica purulenta com aplicação combinada de AUVOC, cucumazyme e ultra-sons. Microscopia de luz. Coloração com hematoxilina-eosina. Eq.x160.

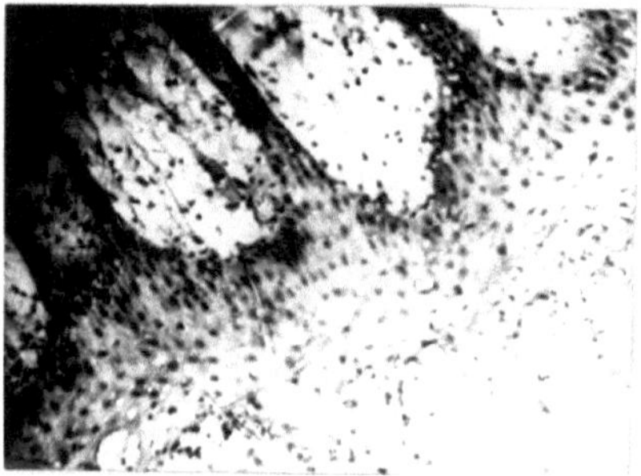

Fig. 34. Edema moderado da camada basal da derme perto da ferida necrótica purulenta com aplicação combinada de AUVOC, cucumazyme e USC. Microscopia de luz. Coloração de hematoxilina-eosina. Eq.x160.

As amputações da coxa alta foram efectuadas em 24,1% dos doentes do grupo tradicional. A diminuição da frequência de amputações femorais altas no segundo (9,6%), terceiro (5,3%) e quarto (6,5%) grupos de doentes não pode ser considerada apenas como resultado de uma técnica cirúrgica melhorada ou de uma seleção mais cuidadosa dos doentes, uma vez que não se alterou significativamente nos últimos anos. O principal fator de melhoria dos resultados das intervenções cirúrgicas é um programa optimizado de tratamento complexo com a inclusão de AUVOC, ultra-sons na ferida e aplicação local de cucumazyme. Este facto é também evidenciado por uma diminuição acentuada do número de complicações pós-operatórias.

Gravidade da SDS no final do tratamento.

grupos	Primeiro grau,	Grau II,	III grau,	Total
Grupo I	39 (34,8%)	41 (36,6%)	32 (28,6%)	112 (100%)
Grupo II	23 (27,7%)	51 (61,5%)*	9 (10,8%)*	83 (100%)
Grupo III	33 (34,7%)	55 (57,9%)*	7 (7,4%)*	95 (100%)
Grupo IV	20 (32,3%)*	38 (61,3%)*	4 (6,4%)*	62 (100%)

Nota: * - p<0,05

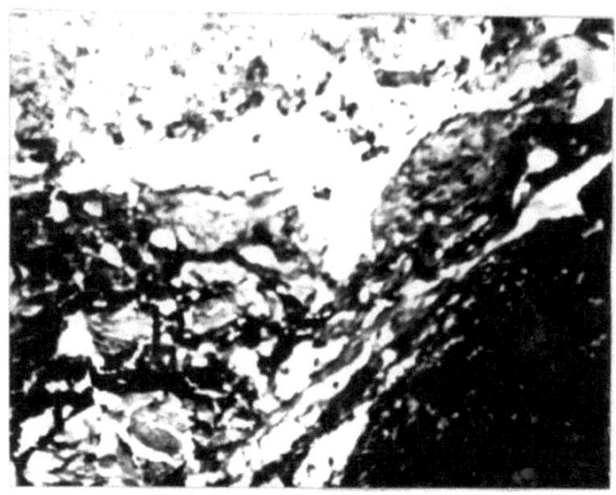

Fig. 35. Espessuras de fibroblastos, células plasmáticas, linfócitos na área da ferida necrótica purulenta com aplicação combinada de AUFOC, cucumazyme e USC. Microscopia de luz. Coloração com hematoxilina-eosina. Eq.x160.

Os tratamentos que utilizámos (AUVOC, USC e cucumazyme) são acessíveis, económicos, rentáveis, económicos, fáceis de executar e altamente eficazes, o que foi confirmado pelos nossos estudos. A melhoria dos sinais clínicos, a evolução favorável do processo da ferida nas complicações necróticas purulentas das extremidades inferiores em doentes com diabetes mellitus no contexto de vários métodos de tratamento deve-se à redução do crescimento microbiano e à normalização dos parâmetros imunológicos. A eficácia do tratamento com a utilização combinada de AUFOC com a utilização local de cucumazyme e o tratamento por ultra-sons é também confirmada por estudos morfológicos. A aplicação de AUFOC, cucumazyme e USC, a julgar pelos dados morfológicos, contribuiu para uma redução significativa do processo purulento-necrótico, por um lado, e, por outro, para uma mudança positiva tangível dos mecanismos regenerativos-proliferativos nos tecidos danificados dos membros inferiores, o que se correlaciona com os dados clínicos.

ANÁLISE COMPARATIVA DA EFICÁCIA DOS MÉTODOS DE TRATAMENTO PROPOSTOS E DESENVOLVIMENTO DE UM ALGORITMO DE MEDIDAS TERAPÊUTICAS E DE DIAGNÓSTICO PARA A SDS

Análise comparativa da eficácia dos métodos propostos para o tratamento da síndrome do pé diabético.

Os resultados do tratamento foram avaliados de acordo com os seguintes critérios, calculados em função das alterações dos parâmetros que determinam a gravidade da SDS: -excelente - desaparecimento dos sinais das formas clínicas da SDS, DM em fase de compensação, normalização dos parâmetros laboratoriais-instrumentais, supressão do processo purulento-necrótico sem intervenção cirúrgica; -bom - isquémia não crítica, osteoartropatia não destrutiva, DM em fase de compensação, normalização dos parâmetros laboratoriais e instrumentais, delimitação do processo purulento-necrótico com posterior realização de pequenas amputações do pé com preservação da função de suporte do membro;
-satisfatório - isquémia crítica, osteoartropatia destrutiva, DM na fase de subcompensação, diminuição significativa dos indicadores de imunidade em comparação com a norma, crescimento microbiano acima dos valores críticos, presença de massas detríticas e necróticas com elementos de inflamação, processo purulento-necrótico não limitado com gangrena húmida crescente, amputação do membro ao nível da coxa com recuperação posterior do doente; -insatisfatório - fatal. No contexto da terapia tradicional, observou-se uma melhoria das manifestações clínicas das formas de SDS em 74% dos pacientes. Ao mesmo tempo, a preservação das manifestações clínicas expressas de neuropatia e isquémia foi observada em 58% dos doentes. Embora nos estádios 0-I-II da SDS o resultado da terapia tradicional tenha sido considerado excelente, em 3 casos não se observou uma melhoria das manifestações clínicas. Os termos de limpeza, aparecimento de granulação e epitelização foram atrasados. A cicatrização completa das úlceras tróficas no primeiro grupo foi conseguida em 11 doentes. A supressão e delimitação do processo purulento-necrótico no contexto do tratamento tradicional foi observada em 80 doentes (70,4%), dos quais 41 foram submetidos a operações de preservação de órgãos (36,6%). Foram efectuadas amputações da anca em 27 doentes (24,1%). Foram obtidos resultados insatisfatórios em 6 casos (5,4%). Foram observadas complicações pós-operatórias em 13 (11,6%) doentes, nomeadamente infiltrado e supuração da ferida pós-operatória do coto femoral (7 doentes), continuação da necrose tecidular (4 casos) e progressão do processo necrótico (2 casos). 7

pacientes morreram no período pós-operatório. O resultado letal total foi de 11,6% (13 pacientes).

Resultados do tratamento convencional em função do estádio da SDS.

Resultados do tratamento	0	I-II	III	IV	V	Total
Excelente	10	23	4	2		39(34,8 %)
Bom			15	25	1	41(36,6 %)
Satisfatório			11	5	3	19(17%)
Não satisfatório			1	8	5	13(11,6 %)
Total	10	23	31	39	9	112(100 %)

As causas dos resultados letais foram enfarte agudo do miocárdio em 4, insuficiência circulatória cerebral aguda em 1 e insuficiência multiorgânica aguda em 2 casos. Entre os pacientes não operados, 6 pacientes morreram. As principais causas de morte foram a insuficiência renal e hepática crescentes em 3 doentes, o enfarte agudo do miocárdio em 2 doentes e a hemorragia gastrointestinal profusa em 1 doente. Em geral, foram obtidos resultados excelentes e bons com o tratamento complexo tradicional em 74,1% dos casos.

Nos doentes do segundo grupo, a melhoria do estado geral no contexto da terapia efectuada (aplicação local de cucumazyme) foi observada em 94,5% dos casos, o desaparecimento dos sinais clínicos de neuropatia e isquémia foi observado em 83-92% dos doentes.

A supressão e a delimitação do processo purulento-necrótico foram bem sucedidas em 74 casos (89,2%), dos quais 23 doentes foram tratados sem cirurgia. A cicatrização completa das úlceras tróficas foi observada em 14 (87,5%) dos 16 doentes com estádios I-II da SDS. 2 doentes com estádios I-II de SDS após estudos ecoosteométricos efectuaram amputação dos dedos dos pés com remoção das cabeças dos ossos metatarsianos. No total, foram operados 60 doentes (72,2%). Foram efectuadas pequenas amputações dos dedos e do pé, necrectomias, abertura de focos purulentos em 51 (61,5%) deles. A aplicação de cucumazyme foi eficaz mesmo em processos destrutivos profundos no pé. Em 23 doentes com estádios IV-V da SDS foi possível delimitar o processo purulento-necrótico, que foram submetidos a pequenas amputações do pé. Em 8 doentes com estádio V, em 2 casos foi possível parar o processo purulento-necrótico sem intervenção cirúrgica. Foram efectuadas amputações da anca em 8 doentes (9,6%). Registaram-se complicações pós-operatórias em 1 caso. Foram obtidos resultados excelentes e bons em 89,2% dos casos. A letalidade pós-operatória foi observada em 1 caso (1,2%).

Os resultados do tratamento no segundo grupo de pacientes.

Resultados do tratamento	0	I-II	III	IV	V	Total
Excelente	7	14	-	-	2	23(27,7%)
Bom	-	2	22	23	4	51(61,5%)
Satisfatório	-	-	-	7	1	8(9,6%)
Não satisfatório	-	-	-	-	1	1(1,2%)
Total	7	16	22	30	8	83(100%)

No terceiro grupo, a melhoria clínica foi observada em 94% dos doentes. 62 doentes (65,3%) foram submetidos a cirurgia. 33 doentes (34,7%) foram tratados sem cirurgia. Em 16 casos de 20 doentes com a fase I-II da SDS, a aplicação combinada de cucumazima com USC permitiu a cura completa das úlceras tróficas. Em 4 casos, foram efectuadas amputações dos dedos dos pés, tendo em conta as alterações na ecoestereometria. Em 23 casos (16 doentes com estádio I-II, 4 com estádio III e 7 com estádio IV da SDS), o processo purulento-necrótico foi completamente interrompido. Foram efectuadas operações de preservação de órgãos em 57 doentes (60%), que foram submetidos a um total de 66 operações.

Os resultados do tratamento no terceiro grupo de doentes.

Resultados do tratamento	0	I-II	III	IV	V	Total
Excelente	6	16	4	7	-	33(34,7%)
Bom	-	4	25	21	7	55(57,9%)
Satisfatório	-	-	-	3	1	6(6,3%)
Não satisfatório	-	-	-	-	1	1(1,1%)
Total	6	20	29	31	9	95(100%)

Foram efectuadas amputações da anca em 6 doentes (6,3%). Registou-se um resultado letal (1,1%), que foi considerado como um resultado insatisfatório. É de salientar que, no caso de processos destrutivos profundos (estádios IV-V da SDS), foi possível parar o processo purulento-necrótico em 7 doentes com estádio IV. O processo purulento-necrótico foi delimitado em 21 doentes com estádio IV e em 7 doentes com estádio V da SDS. A aplicação combinada de USC e cucumazyme produziu resultados excelentes e bons em 92,6% dos casos. A incidência de amputações de membros superiores diminuiu para 6,3%. A letalidade pós-operatória foi observada em 1 caso (1,1%). A utilização combinada de AUVOC com aplicação local de cucumazyme e ultra-sons resultou numa melhoria do estado geral em 88,7% dos doentes. Sem intervenções cirúrgicas, foram tratados 20 doentes, dos quais 15 conseguiram parar o processo necrótico-purulento. A cicatrização das úlceras tróficas foi observada em 50% dos doentes (7 doentes). 7 doentes com a forma osteoartropática foram submetidos a amputação dos dedos com remoção das cabeças dos ossos metatarsianos devido a alterações na ecoestereometria. Em 9 casos (4 com III, 3 com IV e 2 com V estádio de SDS) o processo necrótico foi completamente interrompido sem intervenção cirúrgica. Foram operados 42 doentes (67,7%). Foram efectuadas pequenas amputações do pé em 38 doentes (61,3%). As amputações da anca foram efectuadas em apenas 4 doentes (6,5%), dos quais 1 doente faleceu (1,6%).

Os resultados do tratamento no quarto grupo de doentes.

Resultados do tratamento	0	I-II	III	IV	V	Total
Excelente	5	7	4	2	2	20(32,3 %)
Bom	-	7	14	16	1	38(61,3 %)
Satisfatório	-	-	-	2	1	3(4,8%)
Não satisfatório	-	-	-	-	1	1(1,6%)
Total	5	14	18	20	5	62

No contexto da terapia local tradicional, a limpeza da ferida da camada purulenta-necrótica foi observada em 12,1 ± 0,3 dias. O aparecimento de tecido de granulação e o início da epitelização ocorreram aos 14,7 ± 0,3 e 20,3 ± 0,4 dias, respetivamente. A ausência de crescimento microbiano nos estudos microbiológicos foi observada aos 9,5±0,5 dias. A aplicação tópica da preparação enzimática proteolítica total cucumazyme resultou na limpeza da superfície da ferida e no aparecimento de granulação aos 9,7 ± 0,3 ($p<0,05$) e 10,7 ± 0,3 ($p<0,05$) dias. A epitelização começou aos 14,7 ± 0,4 dias. A Cucumazyme, com uma ação proteolítica pronunciada, contribuiu para a ausência de crescimento microbiano na ferida aos 5,0 ± 0,2 dias de tratamento ($p<0,05$). A redução do tempo de limpeza da ferida, o aparecimento de granulação e o início da epitelização no contexto da aplicação combinada de cucumazyme e USC ocorreram em 9,2 ± 0,3 , 10,9 ± 0,3 e 16,1 ± 0,7 dias, respetivamente (p<0,05). O efeito bactericida do USC e da cucumazima contribuiu para a ausência de crescimento microbiano na ferida em 4,5 ± 0,1 dias de tratamento (p<0,05).

Calendário do tratamento local dos doentes dos diferentes grupos.

Calendário do tratamento	Grupo I	Grupo II	Grupo III	Grupo IV
Limpeza de feridas	12,1±0,3	9,7±0,3*	9,2±0,3*	8,5±0,4*
Aspeto da granulação	14,7±0,3	10,7±0,3 *	10,9±0,3 *	11,1±0,4*
Início da epitelização	20,3±0,4	14,7±0,4 *	16,1±0,7 *	16,3±0,5*
Duração do tratamento	34,4±0,8	21,9±0,4 *	23,1±0,5 *	24,8±0,5*
Ausência de crescimento microbiano	9,5±0,5	5,0±0,2*	4,5±0,1*	4,0±0,2*

Nota- *-p<0,05 em comparação com o primeiro grupo.

A aplicação combinada de AUVOC, cucumazyme e ultra-sons resultou num período mais curto de limpeza da superfície da ferida e no aparecimento de tecido de granulação em 3,6 ± 0,4 dias, e no início da epitelização em 4,0 ± 0,5 dias mais cedo, em comparação com a terapia convencional. A ausência de crescimento microbiano foi observada em 4,0 ± 0,2 dias de tratamento.

Algoritmo de medidas terapêuticas e diagnósticas nas complicações necróticas purulentas das extremidades inferiores em pacientes com diabetes mellitus.

A tática terapêutica no desenvolvimento de complicações purulentas-necróticas é determinada não só pela gravidade das manifestações purulentas-necróticas, mas também pela forma da SDS. Este facto leva-nos a seguir o algoritmo de diagnóstico, que visa determinar a forma da SDS, identificar a localização e a prevalência do processo purulento, bem como possíveis sinais de generalização da infeção. O principal objetivo do tratamento cirúrgico das manifestações purulentas-necróticas da SDS é a preservação do membro e da vida do doente. Uma vez que a patogénese da neuropatia, da osteoartropatia e da isquémia na SDS é diferente, a terapia deve ser patogénica e as tácticas cirúrgicas devem ser radicalmente diferentes. Como demonstram os dados da literatura, na SDS isquémica com necrose nas partes distais do pé, a intervenção cirúrgica realizada precocemente, mesmo antes do aparecimento da zona de demarcação, conduz quase sempre à progressão da zona de necrose e é perigosa para o desenvolvimento de gangrena húmida. Pelo contrário, na forma neuropática da SDS é possível uma vasta gama de intervenções cirúrgicas. As medidas conservadoras e cirúrgicas, que são indicadas na forma isquémica (macroangiopatia), agravam o estado da forma neuropática, especialmente com osteoartropatia, favorecendo a propagação da infeção, que pode eventualmente levar a uma amputação elevada. Com base num estudo comparativo dos resultados de vários métodos de tratamento, desenvolvemos um algoritmo de medidas terapêuticas na SDS, tendo em conta as formas clínicas e o estádio das complicações purulento-necróticas dos membros inferiores. Ao fazê-lo, também tivemos em conta as peculiaridades do curso da SDS e os resultados dos estudos ecoesteométricos.

Quando um doente com SDS era admitido na clínica, determinávamos a profundidade e a prevalência do processo purulento-necrótico, ou seja, o estádio da SDS. Se indicado (flegmão dos espaços plantares do pé), realizámos pequenas intervenções cirúrgicas - abertura do abcesso, necrectomia. O estado grave do doente, devido à endotoxémia provocada pelo processo purulento-necrótico progressivo, constituiu uma indicação para a amputação primária do membro ao nível da coxa. O estudo clínico-instrumental revelou formas clínicas de SDS. Foram realizados estudos clínicos neurológicos (vibração, temperatura, dor, tato) para detetar a forma neuropática da SDS. O diagnóstico da forma isquémica incluiu o exame do membro e a reovasografia, a ecografia Doppler e o cálculo do índice tornozelo-ombro. A questão principal neste caso é a deteção de microangiopatia e macroangiopatia. Com a ajuda do exame clínico, da radiografia do pé e da ecoestereometria, foi diagnosticada a forma osteoartropática da SDS. É necessário determinar a presença ou ausência de processos destrutivos nos ossos do pé através da ecoestereometria. A gravidade da SDS foi determinada utilizando a escala de pontuação desenvolvida. A tática de tratamento das complicações necróticas purulentas em doentes com a forma isquémica da SDS é determinada pela natureza das lesões vasculares, pela propagação da infeção purulenta e tem como objetivo principal a redução dos fenómenos de isquemia crítica e a supressão do processo purulento. Na forma isquémica da SDS, os doentes são consultados por um angiosurgião para decidir a questão da cirurgia reconstrutiva dos vasos. Na maioria das vezes, observou-se a forma distal das lesões arteriais, o que, na presença de alterações relacionadas com a idade e doenças concomitantes, limitou a possibilidade de efetuar uma cirurgia reconstrutiva nos vasos do membro inferior. Na presença de microangiopatia (de acordo com os dados da RVG e USG), a terapia vascular foi incluída no tratamento complexo, AUVOC, tratamento por ultra-sons com cucumazyme foram utilizados. Em caso de delimitação do processo necrótico-purulento, a fim de preservar a função de suporte do pé, foram efectuadas pequenas amputações do pé. A progressão do processo necrótico-purulento, a ineficácia das cirurgias vasculares reconstrutivas e a isquémia crítica contínua do membro constituíam uma indicação para a amputação ao nível da coxa. Em caso de lesão das artérias principais, após consulta de um cirurgião vascular, os doentes eram encaminhados para hospitais especializados para a realização de cirurgias vasculares reconstrutivas. Foram realizadas cirurgias reconstrutivas em 5 dos 12 doentes com isquémia crítica do membro inferior. Devido à ineficácia das intervenções vasculares reconstrutivas, 2 deles foram submetidos a uma amputação forçada do membro superior. Na forma mista de SDS, o complexo de medidas terapêuticas incluiu o tratamento da neuropatia e da isquémia (preparações de ácido alfa-lipóico, terapia vascular), foi aplicado o AUVOC, foi utilizado o tratamento local por ultra-sons com cucumazyme. Outras tácticas dependiam do estado do processo necrótico. Quando o processo purulento-necrótico estava isolado, o tratamento cirúrgico consistia em pequenas amputações do pé, em caso de progressão - era efectuada a amputação ao nível da coxa. O tratamento da forma osteoartropática segue as mesmas regras que para a forma neuropática. O tratamento é efectuado num contexto de descarga dos membros inferiores, o que é conseguido através da prescrição de repouso no leito, repouso ou gesso. A escolha das tácticas terapêuticas na forma osteoartropática da SDS é necessariamente decidida tendo em conta a presença ou ausência de um processo destrutivo nos ossos do pé. Na ausência de um processo destrutivo nos ossos do pé, o conjunto de medidas terapêuticas inclui um tratamento podológico preventivo (descarga do membro, seleção de calçado ortopédico adequado). Se a condutividade sonora dos ossos do pé diminuísse para 2500 m/s e menos na MOE, ou seja, na presença de destruição dos ossos do pé, a fase obrigatória das intervenções cirúrgicas era a remoção das áreas ósseas destrutivamente alteradas. No pós-operatório, foram mantidas as medidas de descarga do membro (repouso, gesso). Antes da alta, os doentes foram aconselhados a usar calçado ortopédico adequado.

As amputações da anca só devem ser efectuadas nos seguintes casos

- Gangrena húmida do pé com transição para a tíbia;
- Isquémia crítica do membro com síndrome de dor grave quando a cirurgia vascular é impossível ou a terapia conservadora é ineficaz.
- Destruição do calcâneo, da articulação do tornozelo e dos ossos da perna na osteoartropatia diabética.

PORQUE E

O problema da diabetes mellitus continua a ser um dos problemas médicos e sociais mais prementes, devido à sua prevalência generalizada, à tendência para aumentar a frequência e à gravidade de numerosas complicações difíceis de tratar. O síndroma do pé diabético é uma das complicações da DM, que conduz mais frequentemente à incapacidade e à redução da qualidade de vida dos doentes, ocorrendo em 15% dos doentes. As amputações dos membros inferiores são efectuadas 15 vezes mais frequentemente neste grupo de doentes do que no resto da população. De 50 a 70% do número total de todas as amputações das extremidades inferiores recai sobre a quota de doentes com DM [Zemlyanoy A.B. 2003]. A frequência das amputações em doentes com diabetes é de 17,4-23%, e a letalidade atinge 9,1%.

Os resultados dos estudos efectuados demonstraram a necessidade de gerir o doente tendo em conta as formas clínicas da SDS, a profundidade e a propagação do processo necrótico purulento. Foram propostos vários métodos de tratamento cirúrgico de formas neuropáticas e isquémicas de SDS, tendo sido desenvolvidas indicações e contra-indicações para a sua realização.

Sabe-se que a neuropatia, a isquémia e a infeção desempenham um papel importante no desenvolvimento de processos necróticos purulentos nas extremidades inferiores. A terapia local de processos necróticos purulentos nas extremidades inferiores na DM com enzimas proteolíticas ocupa um dos lugares principais no arsenal de medidas de tratamento da SDS. As preparações de enzimas isoladas de material microbiano e animal são amplamente reconhecidas, mas as preparações de enzimas proteolíticas isoladas de plantas não são menos promissoras. A desvantagem das enzimas proteolíticas é a sua rápida inativação sob a influência de agentes desnaturantes e flutuações de pH. Por conseguinte, as enzimas proteolíticas têm determinados requisitos: serem resistentes, estáveis aos agentes desnaturantes e manterem uma atividade elevada em diferentes parâmetros de pH do processo necrótico-purulento. In vivo, o biocatalisador está localizado entre um enorme conjunto de outras macromoléculas, pelo que a escolha da mistura de enzimas é de particular interesse. A análise das informações dos últimos anos indica a possibilidade e a prospectividade da utilização de um complexo de enzimas proteolíticas do látex dos frutos de Carica papaya, ao qual pertence a cucumazyme.

Os processos purulento-necróticos nas extremidades inferiores na SDS são acompanhados por distúrbios funcionais-orgânicos pronunciados de órgãos e sistemas vitais. Estas condições exigem o desenvolvimento de tais métodos de terapia complexa, que devem ser altamente eficazes, acessíveis, fáceis de usar e ter um impacto em todas as ligações patogénicas da SDS. Nos últimos anos, os métodos físicos de tratamento são amplamente utilizados no complexo de medidas terapêuticas das doenças purulentas-inflamatórias. Existem relatórios sobre a utilização de autotransfusão de sangue irradiado com raios ultravioleta e cavitação por ultra-sons no tratamento de feridas purulentas. No entanto, os resultados da eficácia destes métodos no tratamento da SDS permanecem na literatura são controversos. A influência do AUVOC e dos ultra-sons no curso das formas clínicas e das fases da SDS está ausente.

Recentemente surgiram na literatura trabalhos em que são apresentados os resultados de análises das principais causas da baixa eficiência dos cuidados prestados aos doentes com SDS. Considera-se que os principais erros terapêuticos e de diagnóstico são a falta de uma abordagem diferenciada das formas clínicas da SDS e a avaliação incorrecta da gravidade da SDS sem ter em conta os dados físicos, laboratoriais e instrumentais.

É necessário desenvolver um algoritmo de medidas terapêuticas e de diagnóstico na SDS, que permita identificar atempadamente as formas clínicas e as fases da SDS e desenvolver métodos suaves de tratamento complexo das formas destrutivas do pé diabético, com o objetivo de preservar a função de apoio do pé. A investigação futura nesta área deve ter como objetivo melhorar o que já é conhecido e procurar formas de criar novos métodos de tratamento complexos, rentáveis, eficazes e disponíveis para uma gestão mais bem sucedida do processo da ferida. Todas as deficiências acima mencionadas constituíram a base para o presente trabalho de tese.

Foram examinados 352 doentes com lesões necróticas purulentas dos membros inferiores no contexto da diabetes mellitus. Os doentes foram divididos em 4 grupos, consoante o tratamento efectuado:

Grupo I - 112 doentes que foram submetidos a um tratamento tradicional complexo, incluindo a correção do metabolismo dos hidratos de carbono, das proteínas e das gorduras, das propriedades reológicas do sangue, a melhoria do canal microcirculatório, a antibioticoterapia e o tratamento de patologias concomitantes;

II grupo - 83 pacientes com lesões necróticas purulentas dos membros inferiores no contexto de diabetes mellitus, que foram submetidos a um tratamento complexo com a inclusão da aplicação local de enzima doméstica proteolítica de origem vegetal cucumazyme;

III grupo - 95 pacientes nos quais o complexo de medidas de tratamento incluiu a aplicação local de cucumazyme e USC;

IV grupo - 62 pacientes, nos quais a aplicação local de cucumazyme, ultra-sons e AUVOC foram incluídos no complexo de medidas de tratamento.

A idade dos doentes variava entre os 17 e os 84 anos, com uma média de 62,7 anos.

As lesões necróticas purulentas foram frequentemente encontradas na idade de 45-74 anos. A DM tipo 1 ocorreu em 23 doentes e a DM tipo 2 em 329 doentes. Duração da DM - de

6 meses a 30 anos de idade. Em 18 pacientes o diagnóstico de DM foi estabelecido na admissão na clínica. Os doentes de todos os grupos foram distribuídos de acordo com a classificação de Wagner e da OMS. O maior contingente de pacientes procurou o ambulatório após 3 semanas do início do processo purulento-necrótico. As razões para a procura tardia de ajuda médica foram: início assintomático da doença; ausência de síndrome dolorosa; preservação prolongada da continuidade da pele, que impede a saída do pus formado e da necrose; afastamento do foco patológico; auto-tratamento ou tratamento inadequado dos doentes. O grau de compensação da DM, a forma clínica da SDS, a prevalência e a profundidade da lesão do processo necrótico, a presença de patologia concomitante determinam as tácticas terapêuticas. O complexo tradicional de medidas terapêuticas incluía a correção da glicemia e da glicosúria através da transferência de todos os doentes para insulina de ação curta; melhoria das propriedades reológicas do sangue (reopoliglucina, trental, pentoxifilina); correção da coagulopatia sob controlo dos parâmetros do coagulograma; desintoxicação e terapia tónica (hemodez, infusão de electrólitos, preparações proteicas, plasma e sangue); antibioterapia orientada tendo em conta estudos microbiológicos; tratamento de patologias concomitantes. É de salientar que no desenvolvimento das medidas terapêuticas considerámos necessária a participação do endocrinologista, do neurologista e, na forma isquémica, consultámos necessariamente os doentes com um cirurgião vascular para abordar a questão da cirurgia reconstrutiva dos vasos das extremidades inferiores.

No tratamento local de feridas utilizámos pela primeira vez uma enzima proteolítica total de origem vegetal - cucumazyme, obtida pelo pessoal do Instituto de Química de Substâncias Vegetais da Academia de Ciências da República do Uzbequistão a partir do melão Carica Papaya e testada com a nossa participação. O Cucumazyme foi aplicado topicamente numa dose de 10mg (50 unidades proteolíticas). O medicamento foi dissolvido em 10 ml de solução de novocaína a 0,5% antes da utilização. Após a abertura do centro purulento, as feridas foram preenchidas frouxamente com uma turunda embebida em solução de cucumazyme. Os pensos foram efectuados diariamente até à eliminação completa das massas necróticas purulentas da ferida e ao aparecimento de granulação. O AUVOC foi efectuado com o aparelho "UVOC" equipado com a lâmpada de mercúrio-quartzo "DRT-8". A simplicidade do AUVOC e do USC, que não requerem equipamento técnico especial, permite a sua utilização em qualquer instituição médica. O tratamento por ultra-sons foi efectuado com o aparelho URSK-8T desde o primeiro dia da abertura do centro purulento. Como preparação anti-séptica utilizámos uma solução de dioxidina a 0,5-1%. As cavidades purulentas foram preenchidas com solução de cucumazyme e os ultra-sons foram aplicados a uma distância de 0,5-1 cm da parede da ferida. Foram efectuados estudos obstétricos, bioquímicos, imunológicos, microbiológicos e instrumentais. Para avaliar o estado da circulação sanguínea no membro inferior, foram realizadas reovasografia tetrapolar, Dopplerografia por ultra-sons e índice tornozelo-ombro. As alterações ósseas foram diagnosticadas através de estudos radiológicos e ecosteométricos. Além disso, foi efectuada uma análise química dos ossos removidos e dos fragmentos de tecido ósseo. O estado neurológico do membro foi avaliado com base num exame podológico. Os nossos estudos mostraram que, na DM, as relações patogénicas das complicações necróticas purulentas nas extremidades inferiores são as seguintes: neuropatia, osteoartropatia e angiopatia. Foram encontradas as seguintes formas clínicas de evolução do pé diabético: neuropatia em 52,6%, osteoartropatia em 17,6%, isquémica em 6,8% e mista em 23%, o que corresponde aos dados da literatura. Ao mesmo tempo, é de salientar que o diagnóstico das formas neuropática e isquémica da SDS está bem desenvolvido. Infelizmente, na literatura não existe um padrão unificado de medidas de diagnóstico na forma osteoartropática da SDS, o que leva a resultados contraditórios. Para melhorar o diagnóstico da DOAP, utilizámos a osteometria por ultra-sons e a análise química das estruturas ósseas removidas, para além dos estudos radiológicos. Os nossos estudos mostraram que, no início do desenvolvimento da SDS, os ossos do pé sofrem alterações estruturais, que se expressam na reabsorção de sais de cálcio do tecido ósseo, o que leva a uma perda de massa óssea. Os resultados da análise química dos ossos mostram que os processos destrutivos no pé se desenvolvem nas partes do osso onde se regista uma perda de oligoelementos, especialmente de cálcio inferior a 2%. Comparando os resultados da análise química dos ossos e da MOE e efectuando uma análise de correlação entre eles, foi desenvolvido um critério para a MOE igual a 2500 m/s. A diminuição da condutividade do som na MOE abaixo de 2500 m/s indica a presença de um processo destrutivo no tecido ósseo. Com condutividade sonora acima de 2500m/s o processo destrutivo no osso estava ausente. Os resultados dos estudos permitiram-nos distinguir dois tipos de forma osteoartropática - não destrutiva e destrutiva. Os estudos efectuados confirmaram que os processos purulentos-necróticos no pé na forma osteoartropática são uma consequência da lesão primária das estruturas ósseas do pé. Isto confirma que o desenvolvimento de úlceras tróficas e outras complicações purulentas-necróticas se baseia nas alterações destrutivas primárias dos ossos do pé. Os resultados dos estudos eco-osteométricos e da análise química dos ossos em relação às manifestações clínicas permitiram-nos chegar à seguinte opinião: sem negar o papel das bainhas tendino-sinoviais na propagação do processo necrótico-purulento, verificámos que as alterações destrutivas dos ossos, que passaram despercebidas aos olhos e aos estudos radiológicos, podem ser uma fonte de atraso e de propagação do processo necrótico.

Os nossos resultados exigem uma revisão das tácticas de tratamento na forma osteoartropática da SDS. O tratamento cirúrgico da SDS osteoartropática está indicado apenas na presença de osteoartropatia destrutiva. Na nossa opinião, a indicação para a amputação do membro inferior ao nível da coxa na forma osteoartropática da SDS é a destruição do osso calcâneo e da articulação do tornozelo.

As tácticas terapêuticas na forma osteoartropática da SDS, escolhidas em função do estado das estruturas ósseas, ajudaram a reduzir a frequência de amputações elevadas para 2,9%, a preservar a função de suporte do pé em 97,1% dos doentes e a evitar intervenções cirúrgicas desnecessárias. Com base nos resultados obtidos, propusemos uma adição à classificação combinada da SDS, tendo em conta as alterações nos ossos do pé, o que permite refletir a etiopatogénese da lesão, determinar as tácticas de tratamento, tem significado prognóstico e é fácil de aplicar. Os estudos também estabeleceram que as complicações purulentas-necróticas nas extremidades inferiores, independentemente da forma clínica e do estádio do pé diabético, se processam com uma diminuição acentuada da imunidade humoral e celular. Foi observada uma diminuição significativa do número absoluto e relativo de linfócitos T ($p<0,001$). O número de fagócitos nos doentes por nós examinados era baixo ($p<0,001$). Aquando da admissão dos doentes em todos os grupos, observámos alterações significativas nos indicadores da imunidade humoral, que se expressaram num aumento significativo ($p<0,001$) do conteúdo de Ig G e Ig M. Os estudos microbiológicos identificaram associações aeróbicas-anaeróbicas, incluindo mais frequentemente bactérias obrigatórias-anaeróbicas não formadoras de esporos (Peptococcus spp., Peptostreptococcus spp, Bacteroides fragilis), facultativos-anaeróbios (Staph. Epidermidis, Staph. Aureus), microrganismos aeróbios (Pseudomonas aeruginosa). A contaminação microbiana dos tecidos foi de 10 $^{-10512}$ microrganismos em 1g de tecido. Recentemente surgiram na literatura trabalhos onde são apresentados os resultados de análises das principais causas da baixa eficiência dos cuidados prestados aos doentes com SDS. Considera-se que os principais erros terapêuticos e de diagnóstico são a falta de uma abordagem diferenciada das formas clínicas da SDS e a avaliação incorrecta da gravidade da SDS sem ter em conta os dados físicos, laboratoriais e instrumentais. Este cenário serviu de pré-requisito para a criação de uma escala de trabalho para a avaliação objetiva da gravidade dos doentes com complicações necróticas purulentas dos membros inferiores na diabetes mellitus. Para tal, tivemos em conta os 8 parâmetros que mais influenciam o curso e o resultado do tratamento da SDS. Ao criar esta escala, baseámo-nos nos resultados dos nossos próprios estudos e nas caraterísticas identificadas da evolução da SDS. Com base em dados clínicos (formas, fases da SDS), laboratoriais e instrumentais e em dados anamnésticos, foram atribuídas 3 gradações, que foram estimadas por pontos correspondentes (I - 1, II - 2 e III - 4 pontos). Os resultados foram avaliados numa escala de pontos.

Como resultado da análise dos valores do índice de pontuação total, foram identificados 3 graus de gravidade da SDS:

I grau, ligeiro - de 8 a 10 pontos. O processo purulento-necrótico prosseguiu com uma tendência para a delimitação do processo infecioso, o prognóstico foi considerado favorável. Foram efectuadas principalmente pequenas intervenções cirúrgicas (necrectomias).

II grau, de gravidade média - de 11 a 16 pontos. Estes doentes foram submetidos a intervenções cirúrgicas de emergência apenas com indicações rigorosas (abertura de focos purulentos, drenagem). Basicamente, as operações foram realizadas após uma preparação pré-operatória minuciosa, que tinha como objetivo corrigir as alterações detectadas. Todas as operações efectuadas foram de preservação de órgãos (pequenas amputações de dedos e pés).

IIIgrau, grave - mais de 17 pontos. O prognóstico nesta categoria de doentes foi considerado desfavorável. Tendo em conta estas caraterísticas, as operações neste grupo foram efectuadas após a redução do grau de gravidade.

O tratamento das lesões infectadas dos pés foi efectuado tendo em conta a forma da lesão, a prevalência da infeção, a presença de osteomielite do pé, que ditou a escolha das tácticas de tratamento podológico ou cirúrgico e a necessidade de antibioterapia sistémica.

Os resultados do tratamento foram avaliados de acordo com os seguintes critérios:

-excelente - quando foi possível controlar o processo inflamatório sem intervenção cirúrgica;bom - quando foi possível delimitar o processo necrótico e transformá-lo em necrose seca local com posterior necrectomia ou desarticulação dos dedos com preservação da função de suporte do membro;
-satisfatório - quando não é possível parar o processo necrótico-purulento e, no contexto do crescimento da gangrena húmida, é efectuada a amputação do membro ao nível do terço médio ou superior da coxa, com posterior recuperação do doente;-insatisfatório - gangrena húmida ascendente do membro, com estado extremamente grave do doente, intoxicação acentuada, falência aguda dos órgãos vitais com morte subsequente. A melhoria do estado geral no contexto da terapia complexa efectuada foi observada em 72% dos doentes.
Nos estudos instrumentais em RVG, houve um aumento não significativo no RI de 0,55 ± 0,01 para 0,57 ± 0,01 ($p>0,05$). No USDG, houve também uma diminuição não significativa no Max A de 17,6 ± 0,5 para 19,45 ± 0,78 cm/s ($p>0,05$). O PLI aumentou de 0,89 ± 0,02 para 0,92 ± 0,3 ($p>0,05$), indicando uma ligeira melhora no suprimento sanguíneo do membro. A supressão e a delimitação do processo purulento-necrótico no contexto do tratamento tradicional foram observadas em 80 doentes (70,4%), dos quais 41 foram submetidos a operações de preservação de órgãos (36,6%). Foram efectuadas amputações da anca em 27 doentes (23,7%). Resultados insatisfatórios foram obtidos em 6 casos (5,4%). Observaram-se complicações pós-operatórias em 13 (11,6%) doentes, entre as quais se destacam infiltrado e supuração da ferida pós-operatória do coto femoral (7 doentes), necrose tecidular continuada [4 casos], progressão do processo necrótico (2 casos). No período pós-operatório, 7 doentes morreram. O resultado letal total foi de 11,6% (13 doentes). As causas dos resultados letais foram enfarte agudo do miocárdio em 4, insuficiência circulatória cerebral aguda em 1, insuficiência multiorgânica aguda em 2 casos. Entre os doentes não operados, morreram 6 doentes. As principais causas de morte foram insuficiência renal e hepática crescentes em 3, enfarte agudo do miocárdio em 2 e insuficiência gastrointestinal profusa em 2. Hemorragia intestinal em 1 doente. Em geral, foram obtidos resultados excelentes e bons com o tratamento complexo tradicional em 74,1% dos casos.Nos doentes do segundo grupo, a melhoria do estado geral no contexto da terapia realizada (aplicação local de cucumazyme) foi observada em 94,5% dos casos, o desaparecimento dos sinais clínicos de neuropatia e isquémia foi observado em 83-92% dos doentes. Registou-se um aumento do LPI até 1,04 ± 0,02 ($p<0,05$). Os reovasogramas no final do tratamento mostraram claramente um aumento do RI até 0,60±0,002. A supressão e a delimitação do processo purulento-necrótico foram bem sucedidas em 74 casos [89,2%], dos quais 23 doentes foram tratados

sem cirurgia. A cicatrização completa das úlceras tróficas foi observada em 14 (87,5%) dos 16 doentes com estádios I-II da SDS. 2 doentes com estádios I-II de SDS após estudos ecoosteométricos efectuaram amputação dos dedos dos pés com remoção das cabeças dos ossos metatarsianos. No total, foram operados 60 doentes (72,2%). Foram efectuadas pequenas amputações dos dedos e do pé, necrectomias, abertura de focos purulentos em 51 (61,5%) deles. A aplicação de cucumazyme foi eficaz mesmo em processos destrutivos profundos no pé. Em 23 doentes com estádios IV-V da SDS foi possível delimitar o processo purulento-necrótico, que foram submetidos a pequenas amputações do pé. Em 8 doentes com estádio V, em 2 casos foi possível parar o processo purulento-necrótico sem intervenção cirúrgica. Foram realizadas amputações da anca em 8 doentes (9,6%). Registaram-se complicações pós-operatórias em 1 caso. Foram obtidos resultados excelentes e bons em 89,2% dos casos. A letalidade pós-operatória foi observada em 1 caso (1,2%).No terceiro grupo, a melhoria clínica foi observada em 94% dos doentes. 62 doentes (65,3%) foram submetidos a cirurgia. 33 doentes (34,7%) foram tratados sem cirurgia. Em 16 casos de 20 doentes com a fase I-II da SDS, a aplicação combinada de cucumazima com USC permitiu a cura completa das úlceras tróficas. Em 4 casos, foram efectuadas amputações dos dedos dos pés, tendo em conta as alterações na ecoestereometria. Em 23 casos (16 doentes com estádio I-II, 4 com estádio III e 7 com estádio IV da SDS), o processo purulento-necrótico foi completamente interrompido. Foram efectuadas operações de preservação de órgãos em 57 doentes (60%), que foram submetidos a um total de 66 operações. Foram efectuadas amputações da anca em 5 doentes (5,3%) com 1 resultado letal, que foi considerado como um resultado insatisfatório. É de salientar que, nos processos destrutivos profundos (estádios IV-V da SDS), foi possível parar o processo necrótico-purulento em 7 doentes com estádio IV. O processo purulento-necrótico foi delimitado em 21 pacientes com estádios IV e 7 pacientes com estádios V da SDS. A aplicação combinada de USC e cucumazyme produziu resultados excelentes e bons em 94,7% dos casos. A incidência de amputações de membros superiores diminuiu para 5,3%. A letalidade pós-operatória foi observada em 1 caso (1,1%). A utilização combinada de AUVOC com aplicação local de cucumazyme e ultra-sons resultou numa melhoria do estado geral em 88,7% dos doentes. Sem intervenções cirúrgicas, foram tratados 20 doentes, dos quais 15 conseguiram aliviar o processo purulento-necrótico doloroso. A cicatrização das úlceras tróficas foi observada em 50% dos doentes (7 doentes). 7 doentes com a forma osteoartropática foram submetidos a amputação dos dedos com remoção das cabeças dos ossos metatarsianos devido a alterações da ecoestereometria. Em 9 casos (4 com III, 3 com IV e 2 com V estádio de SDS) o processo necrótico foi completamente interrompido sem intervenção cirúrgica. Foram operados 42 doentes (67,7%). Foram efectuadas pequenas amputações do pé em 38 doentes (61,3%). As amputações da anca foram efectuadas em apenas 4 doentes (6,5%), dos quais 1 doente foi fatal (1,6%).No contexto da terapia local tradicional, a limpeza da ferida da camada purulenta-necrótica foi observada em 12,1 ± 0,25 dias. O aparecimento de tecido de granulação e o início da epitelização ocorreram aos 14,7 ± 0,3 e 20,3 ± 0,4 dias, respetivamente. A ausência de crescimento microbiano nos estudos microbiológicos foi observada aos 9,5 ± 0,5 dias. Nos métodos tradicionais de tratamento de feridas necróticas purulentas de doentes diabéticos, nas preparações citológicas, observou-se a presença de neutrófilos, macrófagos, massas detríticas e, nas secções histológicas, revelou-se também tecido necrótico entre os elementos da pele e do tecido subcutâneo. A aplicação local da preparação enzimática proteolítica total cucumazyme resultou na limpeza da superfície da ferida e no aparecimento de granulação aos 9,7±0,3 ($p<0,05$) e 10,7±0,3 ($p<0,05$) dias. O início da epitelização ocorreu aos 14,7 ± 0,4 dias. A Cucumazyme, com uma ação proteolítica pronunciada, contribuiu para a ausência de crescimento microbiano na ferida aos 5,0 ± 0,2 dias de tratamento ($p<0,05$). Estudos morfológicos de amostras de biópsia e esfregaços retirados de feridas necróticas purulentas dos membros inferiores durante o tratamento com cucumazyme mostraram alguma dinâmica positiva, consistindo numa diminuição do número de neutrófilos no campo de visão, em preparações histológicas houve uma diminuição da infiltração leucocítica-plasmática dos tecidos. Os melhores resultados foram obtidos com a aplicação combinada de cucumazyme e tratamento por ultra-sons. A redução do tempo de limpeza da ferida, o aparecimento de granulação e o início da epitelização no contexto da aplicação combinada de cucumazyme com USC ocorreram em 9,2 ± 0,3 , 10,9 ± 0,3 e 16,0 ± 0,7 dias, respetivamente ($p<0,05$). O efeito bactericida da UPC e da cucumazima contribuiu para a ausência de crescimento microbiano na ferida em 4,5 ± 0,1 dias de tratamento ($p<0,05$). O tratamento combinado de feridas purulentas-necróticas dos membros inferiores com a aplicação local de cucumazima e USC leva a uma redução acentuada dos processos inflamatórios, juntamente com a ativação de mecanismos regenerativos-proliferativos, o que é confirmado por uma diminuição do número de massas necróticas, o aparecimento de fibroblastos imaturos, células plasmáticas na área da ferida.

A utilização de AUFOC com aplicação local de cucumazyme com ultra-sons, a julgar pelos dados morfológicos, contribuiu para uma redução significativa das alterações necróticas purulentas nos tecidos, por um lado, e, por outro lado, para uma mudança positiva tangível dos mecanismos regenerativos-proliferativos nos tecidos danificados dos membros inferiores. A aplicação combinada de AUFOC, cucumazyme com ultra-sons resultou na redução do tempo de limpeza da superfície da ferida e no aparecimento de tecido de granulação em 3,6±0,4 e no início da epitelização em 4,0±0,5 dias mais cedo em comparação com a terapia tradicional. A ausência de crescimento microbiano foi observada em 4,0±0,2 dias de tratamento. A melhoria dos sinais clínicos, o processo favorável de evolução da ferida nas complicações necróticas purulentas das extremidades inferiores em doentes com diabetes mellitus, no contexto de vários métodos de tratamento, deveu-se à redução do crescimento microbiano e à normalização dos indicadores imunológicos. No contexto da aplicação do AUFOC, verificou-se não só uma tendência para a normalização dos índices de imunidade devido ao aumento do conteúdo quantitativo dos elementos celulares, mas também a sua melhoria qualitativa expressa num aumento fiável do número de fagócitos até 60,88±1,79% ($p<0,05$). A eficácia do tratamento com a utilização combinada de AUVOC com aplicação local de cucumazyme e ultra-sons foi também confirmada por estudos morfológicos. O estudo morfológico de amostras de biópsia e esfregaços retirados de feridas necróticas purulentas de doentes diabéticos após AUVOC em combinação com a aplicação local de cucumazyme e ultra-sons mostrou o desaparecimento quase completo das massas necróticas do campo de visão com a "limpeza" da superfície da ferida, tendo sido observada uma tendência para a revascularização do tecido danificado. Na proximidade das zonas da ferida, é revelada a normalização da estrutura da derme com crescimento das camadas de tecido conjuntivo, embora se possam observar zonas de edema da camada basal da derme com hiperplasia dos apêndices cutâneos. Nos espécimes de biópsia retirados desta categoria de pacientes, juntamente com a presença de fibroblastos, linfócitos, células plasmáticas, que testemunham a intensidade dos processos regenerativos. A utilização combinada de AUVOC, ultra-sons e cucumazyme no tratamento complexo de doentes com complicações necróticas purulentas nas extremidades inferiores no contexto de DM abre novas oportunidades para operações pouco traumáticas no pé e contribui para a preservação da função de apoio do pé, que é de grande importância. Na maioria dos casos, as necrectomias convencionais eram de natureza radical e constituíam operações independentes, em vez de uma fase de preparação dos doentes para amputações altas. Muitas vezes, a associação do AUVOC com a aplicação local de USC e cucumazyme levou ao controlo do processo inflamatório, contribuindo para a transição do processo necrótico húmido para a forma seca. Posteriormente, os dedos mumificados caíram por si só, não necessitando de intervenções cirúrgicas.Com base nos resultados do estudo, desenvolvemos um algoritmo de medidas terapêuticas na

SDS. Quando um doente com SDS dava entrada na clínica, determinávamos a profundidade e a prevalência do processo purulento-necrótico, ou seja, o estádio da SDS. Se indicado (flegmão dos espaços plantares do pé), realizámos pequenas intervenções cirúrgicas - abertura do abcesso, necrectomia. O estado grave do doente, devido à endotoxémia provocada pelo processo purulento-necrótico progressivo, foi uma indicação para a amputação primária do membro ao nível da coxa. Os exames clínicos e instrumentais (exames neurológicos, radiografia do pé, determinação da pulsação nas artérias do membro inferior) revelaram formas clínicas de SDS. A escolha das tácticas terapêuticas na forma osteoartropática da SDS é necessariamente decidida tendo em conta a presença ou ausência de um processo destrutivo nos ossos do pé, que é determinado por ecoestereometria. Na ausência de processo destrutivo nos ossos do pé, o conjunto de medidas terapêuticas inclui tratamento podológico preventivo (descarga do membro, seleção de calçado ortopédico adequado). Na presença de destruição dos ossos do pé, a fase obrigatória das intervenções cirúrgicas era a remoção das áreas ósseas destrutivamente alteradas. No pós-operatório, prosseguem as medidas de alívio do membro (repouso, gesso). Na forma isquémica, a tática do tratamento com SDS foi determinada pela natureza das lesões vasculares, pela propagação da infeção purulenta e teve como objetivo principal a redução dos fenómenos de isquemia crítica e a supressão do processo purulento. Na presença de microangiopatia (segundo os dados do RVG e do USDG), o tratamento complexo incluía terapia vascular, AUVOC, USC com cucumazyme. No caso de lesões das artérias principais, após consulta de um cirurgião vascular, os doentes foram encaminhados para hospitais especializados para operações de reconstrução dos vasos. Nas formas neuropáticas e mistas de SDS, o complexo terapêutico incluía o tratamento da neuropatia e da isquémia (preparações de ácido alfa-lipóico, terapia vascular), a aplicação de AUVOC, o tratamento por ultra-sons com cucumazyme localmente. O âmbito do tratamento cirúrgico dependia da gravidade da SDS. Foram efectuadas pequenas amputações do pé quando o processo purulento-necrótico estava isolado (11-16 pontos). A progressão do processo purulento-necrótico, com isquémia crítica do membro em curso (mais de 17 pontos), era uma indicação para a amputação ao nível da coxa. Assim, os esforços dos cirurgiões no tratamento de doentes com SDS devem visar o diagnóstico atempado da forma clínica da SDS, a determinação da profundidade da lesão dos tecidos do pé para a escolha de um tratamento complexo adequado para preservar o membro afetado.

LISTA DE REFERÊNCIAS

1. Avdeeva T.V., Varshavsky I.M., Shabanov N.Y., Boklin A.A. Análise dos resultados do tratamento cirúrgico do pé diabético. //Problemas de endocrinologia. -1999. -№6. -c.13-18.

2. Agzamkhodjaev S.M., Inogamov Y.V., Muradov D.S. Tratamento da gangrena húmida do pé em doentes com diabetes //Conferência de cirurgiões, endocrinologistas e especialistas em cuidados intensivos. -Ташкент.-1996.-c.3-10.

3. Adamyan A.A., Dobysh S.V., Glyantsev S.P. et al. Tratamento de feridas purulentas com gelevin e sorventes de drenagem biologicamente activos. /Cirurgia. -1998. -№ 3. -c.28-30.

4. Akbarov Z.S., Rakhimova G.N., Mukhamedova F.A., Akbarov A.Z. Neuropatia diabética. -Tashkent, 2001, p. 48.

5. Akbarov Z.S., Rakhimova G.N., Ismailov S.N. va boshk. Amaliy diabetologiya zhadvallarda. -Toshkent, 2007, n. 90.

6. Algoritmos de cuidados médicos especializados para pacientes com diabetes mellitus. Editado por I.I. Dedov e M.V. Shestakova -Moscovo. -2006. -C. 255.

7. Ametov AS, Doskina EV, Mashenko EA Avaliação da eficácia do bivasol no tratamento da osteoporose pós-menopausa na diabetes mellitus tipo II. //Problemas de endocrinologia. - 2008. -№6. - pp. 8-12.

8. Antonenko I.V. Classificação da angioneuropatia diabética dos membros inferiores. /Cirurgia. -2001. -№2. -c.43-45.

9. Afanasyev A.N. Interrelação dos processos POL-AOH e imunidade em pacientes com osteoartropatia supurativa diabética // First Belarusian International Congress of Surgeons. -Vitebsk. -1996.-C.363-365.

10. Akhmedov R.M., Safoev B.B., Khamdamov B.Z. Possibilidades e perspectivas de aplicação do método melhorado de amputação do membro inferior na síndrome do pé diabético com isquémia crítica. -Cirurgia do Uzbequistão. -2008. -№2. -C. 5-8.

11. Bababekov A.R. Melhoria dos métodos de tratamento da gangrena diabética dos membros inferiores (de acordo com os dados de resultados distantes). Resumo da dissertação. Candidato de ciências médicas - Tashkent, 2002, p 23.

12. Babadjanov B.D., Islamov M.S., Zhanabaev B.B. et al. Aplicação da terapia de cateter intra-arterial a longo prazo no tratamento de lesões necróticas purulentas do pé em pacientes com diabetes mellitus. /Patologia. -2000. -№4. -C.52-53.

13. Babadjanov B.R., Yakubov F.R., Sabirova M.U. Métodos físicos modernos de ação no tratamento complexo de pacientes com diabetes mellitus. -Cirurgia

do Uzbequistão. -2006. -№2. -C. 75-76.
14. Baranov V.L., Rusakov V.F. Síndrome do pé diabético. Livro de texto. -São Petersburgo. -2000. -c. 47.
15. Belitsky A.G. Tratamento complexo de doenças dos tecidos moles em pacientes com diabetes mellitus com correção de distúrbios imunológicos. Tese do autor, Candidato de Ciências Médicas -Moscovo. -1986. -24c.
16. Belov V.V., Bordunovsky V.N., Grekova N.M. et al. Efeito da imunossupressão a curto prazo no enxerto de enxertos de pele na síndrome do pé diabético. //Vestn. Khir. -2008. - №5. -str. 32-36.
17. Belopolsky AA, Gertsen AV, Vasina TA Métodos quânticos no tratamento de pacientes com angiopatia diabética. /Primeiro Congresso Internacional de Cirurgiões da Bielorrússia. -Vitebsk. -1996. -C.369-370.
18. Belyaev A.N., Rygin E.A., Zakhvatov A.N. et al. Terapia antioxidante sistémica e regional em formas complicadas de pé diabético. Cirurgia, 2007, n.º 11, pp. 46-51.
19. Bensman V.M., Galenko-Yaroshevsky , Mehta S.K., Triandafilov K.V. Prevenção de amputações de membros em pacientes com uma complicação da "pé diabético". /Cirurgia. -1999. -№10. -c.49-52.
20. Bregovsky V.B., Zaitsev A.A., Zalevskaya A.G., et al. Lesão das extremidades inferiores na diabetes mellitus. S-Pb.: "Dilya", 2004; p. 234
21. Bregovsky V.B., Tsvetkova T.L., Lebedev V.V.. Caraterísticas clínicas e biomecânicas dos doentes diabéticos com artropatia de Charcot. // "Cirurgia 2000". -Moscovo. -2000. -c.491-492.
22. Briskin B.S., Tartakovsky E.A., Gvozdev N.A. et al. Tratamento de complicações "pé diabético". /Cirurgia. -1999. -№10. -c.53-57.
23. Briskin B.S., Sakunova T.I., Proshin A.V. et al. A utilização de pectina no tratamento local do processo de feridas em doentes com diabetes mellitus. // "Cirurgia 2000. -Moscovo. -2000. -c.494-495.
24. Vartanyan K.F. Aspectos clínicos e de diagnóstico da osteopatia na diabetes mellitus //Russian Medical News. -2003. -№3. -C.39-46.
25. Volynskaya S.V. Significado diagnóstico do ultrassom Doppler na deteção de lesões das artérias principais na diabetes mellitus. //3º Congresso da Associação Russa de especialistas em diagnóstico por ultrassom em medicina. -Moscovo. -1999. -c.41.
26. Vyrenkov Y.E., Teberdiev Y.B. Terapia antibiótica endolinfática em pacientes com diabetes mellitus. // "Cirurgia 2000". -Moscovo. -2000. -p.504
27.Gavrilenko V.G.,Stadnikov A.A., Yesipov V.K., Mitkin A.F.
Aplicação de ocitocina no tratamento complexo de lesões necróticas purulentas

dos pés em doentes com diabetes mellitus. //Vestn. hir. -2000. -№3. -c.59-62.
28. Gazetov B.M., Kalinin A.P. Doenças cirúrgicas em pacientes com diabetes mellitus. -M. Medicina. -1991. -256 c.
29. Gazin I.K. Informativeness of markers in assessing the severity of endotoxicosis in purulent-necrotic lesions of the lower extremities in patients with diabetes mellitus. //Diagnóstico Laboratorial Clínico. -2008. -№12. - pp. 17-19.
30. Gazin I.K. Aspectos fisiopatológicos da endotoxicose em pacientes com diabetes mellitus complicada por infeção purulenta do pé e sua correção no tratamento tradicional e no tratamento com o uso de solução fisiológica ozonizada. /Fisiologia patológica e terapia experimental. -2008. -№4. -str. 23-25.
31. Gazin I.K. Critérios de intoxicação na avaliação da gravidade da endotoxemia, da eficácia da ozonoterapia e do tratamento convencional em doentes com diabetes mellitus complicados por lesões necróticas purulentas dos membros inferiores. //Diagnóstico Clínico Laboratorial. -2008. -№6. - pp. 21-24.
32. Golbraikh V.A., Starkov S.V. Perspectivas de tratamento de doentes com síndrome do pé diabético. Vestn. Khir. 2003, No. 4, pp. 113-115.
33. Gostishev V.K., Khokhlov A.M., Afanasiev A.N., Kuleshov E.B.. Diagnóstico complexo e tratamento de osteoartropatias diabéticas //Primeiro Congresso Internacional de Cirurgiões da Bielorrússia. -Vitebsk. -1996. -C.379-380.
34. Glyantsev S.P. Pensos com enzimas proteolíticas no tratamento de feridas purulentas. /Cirurgia. -1998. -№12. -c.32-37.
35. Grekova N.M., Lebedeva Y.V., Bordunovsky V.N. Método para melhorar os resultados das operações locais para doenças necróticas purulentas do pé na diabetes mellitus. Vestn. Khir. 2003, No. 5, pp. 78-81.
36. Grishin I.N., Kholodova E.A., Chur N.N. Tratamento cirúrgico de pacientes com pé diabético. // Notícias de Cirurgia. -1996. -N1. -C.3-7.
37. Gurieva I.V., Kuzina I.V., Voronin A.V. et al. Caraterísticas do diagnóstico e tratamento das lesões do pé diabético. //Cirurgia. -1999. -№10. -c. 39.
38. Gurieva I.V., Kuzina I.V., Voronin A.V. et al. Síndrome do pé diabético. Método. Recomendações. -Moscovo. -2000. -c.40.
39. Dadaev Sh.A., Dalimov Sh.S., Ashurmetov A.M., Saidazimov A. et al. Método aberto de tratamento de feridas necróticas purulentas dos membros inferiores em pacientes com diabetes mellitus. /Conferência de cirurgiões, endocrinologistas, ressuscitadores. -Tashkent. -1996. -C.25-28.
40. Dedov I.I., Shestakova M.V. Diabetes mellitus. Moscovo: Universum

Publishing, 2003.
41. Dedov I.I., Udovichenko O.V., Galstyan G.R. Pé diabético. Moscovo: Medicina Prática, 2005; 175.
42. Dedov I.I., Rozhinskaya L.Y., Belaya J.E. Papel e lugar dos bisfosfonatos na prevenção e tratamento da osteoporose // Osteoporose e Osteopatias. -2005. №1. -C.20-27.
43. Dedov I.I., Shestakova M.V. Maksimova M.A. Programa federal de objectivos. "Diabetes Mellitus". M.: Ministério da Saúde da Federação Russa, Centro Federal de Diabetologia da Federação Russa, ENC RAMS, 2002.
44. Jamalov S.I. Transplante de células de ilhotas pancreáticas no tratamento complexo da síndrome do "pé diabético". Dissertação. Candidato de ciências médicas - Tashkent. -1999. -133str.
45. Dzhumabaev S.U., Musashayhov H.T., Aleksandrov N.G. et al. Justificação e aplicação da terapia linfática regional nas lesões purulentas-necróticas do pé em pacientes com diabetes mellitus. /Conferência republicana com participação internacional. -Andijan. - 1995.
46. Dibirov M.D., Gadzhimuratov R.U., Evseev Y.N., Novoseltsev O.S. Tratamento das complicações necróticas purulentas na macroangiopatia diabética. //Cirurgia. -2001. -№3. -c.29-33.
47. Dreval A.V., Savitskaya K.I., Bakharev I.V. et al. Experiência da utilização do medicamento "Curiosin" no tratamento de úlceras granuladas flácidas na síndrome do pé diabético. // "Cirurgia 2000". -Moscovo. -2000. -c.514-515.
48. Duboshina T.B., Yaylakhanyan K.S. Otimização do tratamento cirúrgico de doentes com formas complicadas de pé diabético. //Vestn. Khir. - 2008. -№2. - str. 98-100.
49. Efimov A.S. Angiopatia diabética. //M. Medicina. -1989. -288 c.
50.Zhanabaev B.B. Melhoria dos métodos locais de cirurgia tratamento das lesões purulentas-necróticas do pé diabético. Resumo da dissertação. Candidato de ciências médicas - Tashkent, 1997. C.15.
51. Zemlyanoy A.B. Formas purulentas-necróticas da síndrome do pé diabético. Patogénese, diagnóstico, clínica, tratamento: investigação clínica e laboratorial. Avtoref. dissertação. doutor em ciências médicas, M. -2003. -45 pp.
52. Zemlyanoy A.B., Paltsyn A.A., Svetukhin A.M. et al. Fundamentação e variantes de tácticas de tratamento cirúrgico complexo de formas purulentas-necróticas do "pé diabético". //Cirurgia. -1999. -№10. - c.44-48.
53. Ibragimov T.K. Prevalência real da diabetes mellitus na população do Uzbequistão e medidas para a sua prevenção. //II Congresso Internacional de Diabetologistas da Ásia Central. Teses de relatórios. -Tashkent. - 1996. -C.12.

54. Ivanov V.V., Seliverstov D.V., Sokolov A.V., Gausman B.Ya. Avaliação comparativa do efeito de adaptação da terapia laser, irradiação sanguínea ultravioleta extracorporal, oxigenação hiperbárica e plasmaferese em pacientes com pé diabético. // "Cirurgia 2000". -Moscovo. -2000. -c.520-521.
55. Izmailov G.A., Tereshchenko V.Y., Izmailov S.G. et al. Tratamento complexo de lesões necróticas purulentas de tecidos moles e gangrena das extremidades inferiores em pacientes com diabetes mellitus. //Cirurgia. -1998. -№2. -c.39-42.
56. Izmailov S.G., Izmailov G.A., Averyanov M.Yu. et al. Medicamento para tratamento local de úlceras diabéticas. // "Cirurgia 2000". -Moscovo. -2000. -c.524-525.
57. Isaev M.U., Abdul G., Chirko V.Yu. et al. Enzima proteolítica de natureza vegetal - papaína. -T. "Uzbequistão". -2000. -C.127.
58. Islamov B.F. Tratamento da diabetes mellitus insulino-dependente através do transplante de células das ilhotas pancreáticas. Tese do autor, Doutor em ciências médicas - Tashkent. -1998. -c.36.
59. Islamov M.S. Fundamentação patogénica e desenvolvimento de abordagens originais poupadoras para o tratamento da gangrena diabética dos membros inferiores. Dissertação de Doutoramento em Ciências Médicas - Tashkent. -2002. -c. 253.
60. Ismailov S.I., Nugmanova L.B., Babakhanov B.H., Rakhimzhanov O.N. Indicadores normativos do metabolismo do fósforo-cálcio e da saturação mineral óssea em residentes do Uzbequistão. //Vestn. of General Practitioner. 1998. №3. C.11-13.
61. Ismailov S.I., Shamansurova Z.M., Kamalov T.T. et al. Síndrome do pé diabético. Tashkent, 2005, pp. 63.
62. Kazimirov L.I. Komarov N.V. Gorbunov S.N. Efeito da irradiação ultravioleta do sangue no corpo. //Cirurgia. -1987. -№1. -c.103-108.
63. Kamalov T.T. Eficácia da terapia de cateter intra-arterial a longo prazo no tratamento de lesões necróticas purulentas do pé na diabetes mellitus. Tese de doutoramento do candidato de ciências médicas. -Tashkent. -1997. -c.17.
64. Karimov Sh.I., Babadjanov B.D., Ismailov A.S. et al. Um novo método de ressecção do pé na gangrena diabética dos membros inferiores. /Conferência republicana com participação internacional. -Andijan. - 1995.
65. Karimov Sh.I., Babadjanov B.D., Islamov M.S. et al. Resultados a longo prazo da terapia com cateter intra-arterial no tratamento da gangrena diabética das extremidades inferiores. //Cirurgia do Uzbequistão. -2001. -№2. -c.24-27.
66. Karimov Sh.I., Babadjanov B.D., Islamov M.S. Gangrena diabética dos

membros inferiores. - T.: Izd. "Shark". 2003. -240c.
67. Kistauri A.G. Avaliação ecoosteométrica da eficácia da terapia da osteoporose em pacientes com diabetes mellitus. //I-Congresso da Associação Russa de Especialistas em Diagnóstico por Ultra-sons em Medicina. - Moscovo. -1991. -C. 133.
68. Kosinets A.N., Bulavkin V.P., Lopoukhov G.D., Zuahara Bassam et al. Abordagem diferenciada para o diagnóstico de variantes clínicas "Pé diabético"//Primeiro Congresso Internacional de Cirurgiões da Bielorrússia.-Vitebsk. -1996.-C.412-413.
69. Krivikhin V.T., Osokin V.V., Pavlenko V.V. et al. Revascularização da osteotrepanação em pacientes com pé diabético. // "Cirurgia 2000". - Moscovo. -2000. -c.530-532.
70. Krotov N.F., Akhtaev A.R., Kamalov T.T. et al. Efeito da terapia de cateter intra-arterial a longo prazo sobre a angioarquitectónica na gangrena diabética das extremidades inferiores. //Conferência republicana com participação internacional. -Andijan. -1995.
71. Kohan E.P. Batranov V.A. Mitroshin G.E. Kohan V.E. Simpatectomia lombar em pacientes com aterosclerose obliterante das artérias das extremidades inferiores com diabetes mellitus. //Klin.hir. -1990. -№7. -C.69- 70.
72. Kuleshov E.V. Princípios de tratamento de doenças cirúrgicas em pessoas idosas e senis que sofrem de diabetes mellitus.
/Cirurgia. -2001.- №7. -c.34-39.
73. Kuliev R.A., Babaev R.F., Fattaev M.D., Alekperova N.V. Efeito dos factores físicos do tratamento na peroxidação lipídica na infeção cirúrgica em doentes com diabetes // Cirurgia. -1991. -N7. -C.20-23.
74. Leontieva N.V., Belotserkovsky M.V., Rostova N.S. et al. Fotohemocorrecção no tratamento complexo de pacientes com aterosclerose obliterativa das artérias dos membros inferiores. //Vestn. hir. -2000. -№6. - c.57-60.
75. Lipatov K.V., Sopromadze M.A., Emelyanov A.Y., Kanorsky I.D. Utilização de métodos físicos no tratamento de feridas purulentas. //Cirurgia - 2001. -№10.- c.56-60.
76. Lokhvitsky SV, Darwin VV, Begezhanov BA, Morozov ES Tratamento cirúrgico abrangente de pacientes com osteoartropatia purulenta diabética das extremidades inferiores. // Primeiro Congresso Internacional de Cirurgiões da Bielorrússia. -Vitebsk. -1996. -C.428-430.
77. Martov Y.B., Podolinsky S.G. Métodos modernos de prevenção e tratamento da angiopatia diabética. // Notícias de Cirurgia. -1996. -N1. -C.46- 54.

78. Markevich Yu.A., Boyko N.I., Pavlovsky M.P. Factores de risco no desenvolvimento de úlceras tróficas em doentes com síndrome do pé diabético. // "Cirurgia 2000". -Moscovo. -2000. -c.546-547.
79. Acordo internacional sobre o pé diabético. Compilado pelo Grupo de Trabalho Internacional sobre o Pé Diabético. M.: Bereg, 2000. 80.Mezhlumyan L.G., Kasymova T.D., Yuldashev P.H. Proteinases from milky do sumo de Carica papaya. /Química dos compostos naturais. -2003. -№3. - C.171.
81. Mehmanov Sh. Aplicação de ultravioleta-autoblood no tratamento complexo de processos necróticos purulentos em pacientes com diabetes mellitus. Tese do autor. Candidato de ciências médicas - Tashkent. -1992. -C.20.
82. Musashayhov H.T. Otimização do tratamento complexo de doenças purulentas na diabetes mellitus utilizando métodos de terapia eferente e linfática. Tese do autor. Mestrado em Medicina -Tashkent. -2002. -c.34
83. Norchaev J.A., Azizkhanov A.T., Khusainov Y.U. Cavitação ultra-sónica no tratamento de feridas purulentas. I-Congresso de jovens cientistas-médicos e médicos do Uzbequistão. Andijan 1991 p.101-102.
84. Norchaev J.A., Rakhmanov R.K., Sagatov M.M. Cavitação ultra-sónica no tratamento de feridas purulentas. Conferência "Feridas e infeção de feridas". Andijan, 1995.
85. Norchaev J.A., Rakhmanov R.K., Gaffarov N. Clinical approbation of a new enzyme preparation Kukumazim in the treatment of diabetic gangrene of the lower extremities. Conferência "Feridas e infeção de feridas". Andijan, 1995.
86. Norchaev J.A., Rakhmanov R.K., Sagatov M.M. Tratamento complexo do pé diabético. 1º Congresso dos Cirurgiões da Bielorrússia, Vitebsk, 1996 p.445-447.
87. Norchaev J.A., Rakhmanov R.K., Sagatov M.M. Injeção intra-arterial de medicamentos no tratamento da gangrena diabética. 1º Congresso de Cirurgiões da Bielorrússia, Vitebsk, 1996, p.447-448.
88. Norchaev J.A., Rakhmanov R.K., Sagatov M.M. USC de soluções anti-sépticas no tratamento do flegmão diabético dos membros inferiores. 1º Congresso dos Cirurgiões da Bielorrússia, Vitebsk, 1996 p.448-449.
89. Norchaev J.A., Rakhmanov R.K., Gaffarov N. Treatment of diabetic gangrene of the lower extremities. I Congresso da Associação de Cirurgiões de Pirogov. Tashkent, 1996 p. 44-45
90. Norchaev J.A., Rakhmanov R.K., Sagatov M.M. Princípios básicos do tratamento da gangrena diabética dos membros inferiores. Conferência "Patologia cirúrgica no contexto da diabetes mellitus" Tashkent, 1996 p.96-98.

91. Norchayev J.A., Rakhmanov R.K., Soatov M.M. Nova preparação enzimática Kukumazim no tratamento de doenças pioinflamatórias do tisseo mole. 13° Congresso Nacional de Gastroenterologia. Turquia, 1996.
92. Norchayev J.A., Rakhmanov R.K., Elmuratov Sh.M., Abdurakhmanov Kh. Infusão regional de fármacos farmacológicos na doença suupurativa das extremidades inferiores. Congresso internacional de cirurgia.Tel-Aviv Israel. 1998.c.37-38.
93. Norchayev J.A., Rakhmanov R.K., Elmuratov Sh.M. Clinicals Trials of a new Kukumazim enzime suppurative surgery. Congresso internacional de cirurgia. Tel-Aviv Israel. 1998. p.37-38.
94. Norchayev J.A., Rakhmanov R.K., Abdurakhmanov Kh., Yuldashev P.Kh. Terapia local com Enzime em cirurgia purulenta. Terceiro simpósio internacional sobre a química dos compostos naturais. Bukhara, 1998. C.98.
95. Norchaev J.A., Rakhmanov R.K., Abdurakhmanov H.K., Yuldashev P.H. Estudo da microflora em pacientes com pé diabético no contexto da terapia enzimática com Kukumazim. Química de Compostos Naturais, Edição Especial, 1998. p. p. 149-150. 149-150.
96. Norchaev J.A., Rakhmanov R.K., Abdurakhmanov H.K., Kasimova T.E. Influência da terapia enzimática com Kukumazim nos índices de reografia integral em pacientes com pé diabético. Química de Compostos Naturais, Edição Especial, 1998. 150-151.
97. Norchaev J.A., Rakhmanov R.K., Abdurakhmanov H.K., Yuldashev P.H. Nova preparação enzimática Kukumazim em cirurgia purulento-séptica. Química de Compostos Naturais, Edição Especial, 1998. 153-154.
98. Norchaev J.A., Rakhmanov R.K., Abdurakhmanov H.K., Yuldashev P.H. Princípios modernos do tratamento da gangrena diabética. Surgery of Uzbekistan, 1999, n.º 2, pp. 72-75.
99. Norchaev J.A., Rakhmanov R.K., Abdurakhmanov H.K., Yuldashev P.H. Enzimas proteolíticas no tratamento de doenças necróticas purulentas de tecidos moles. Cirurgia do Uzbequistão, 2000, №4 p. 93-96. 93-96.
100. Norchaev J.A. Prevention and treatment of phantom pain syndrome after high amputations of the n/k in patients with diabetes mellitus. Neurology, 2001, No.1 p.49-50.
101. Norchaev J.A. Neuropatia diabética. Neurology, 2001, No.3, pp.49-52.
102.Norchaev ZH.A., Rakhmanov R.K., Abdurakhmanov H.K., Sagatov M.M. Injeção intra-arterial de medicamentos preparações tratamento do pé diabético. Surgery of Uzbekistan 2001,No.2 p.93-95.
103. Norchaev J.A., Rakhmanov R.K., Abdurakhmanov H.K. Tratamento da

gangrena diabética húmida das extremidades inferiores. 3º Congresso da Associação de Cirurgiões da CEI com o nome de Pirogov, Moscovo, 2001. Pirogov, Moscovo, 2001, p.187.
104. Norchaev J.A., Rakhmanov R.K., Abdurakhmanov H.K. Aplicação de Kukumazim em cirurgia purulenta. 3º Congresso da Associação de cirurgiões da CEI com o nome de Pirogov, Moscovo, 2001. Pirogov, Moscovo, 2001, p.188-189.
105. Norchaev J.A., Rakhmanov R.K., Kayumov T.H., Abdurakhmanov H.K. Tratamento local de feridas purulentas. Surgery of Uzbekistan No.2 2002 P. 84-85.
106. Norchaev J.A., Rakhmanov R.K., Kayumov T.H. Treatment of purulent complications after high thigh amputations in patients with diabetes mellitus. Boletim de Cirurgia com o nome de I.I.Grekov, 2002. I.I.Grekov, 2002, No.2 p.90-91.
107. Norchaev J.A., Rakhmanov R.K., Kayumov T.H. Injeção intra-arterial de medicamentos no tratamento de doenças necróticas purulentas dos membros inferiores. Surgery of Uzbekistan No.4, 2002, pp.75-77.
108. Norchaev J.A., Rakhmanov R.K., Ismailov S.N., Kayumov T.H., Kamalovv T.T. Injeção intra-arterial de fármacos no tratamento de doenças trombo-litrosas e necróticas purulentas das extremidades inferiores. Recomendações metodológicas, Tashkent, 2003. p.30.
109. Norchaev J.A., Rakhmanov R.K., Kayumov T.H. Diabetic foot syndrome. Recomendações metodológicas, Tashkent, 2003. p.32.
110. Norchaev J.A., Rakhmanov R.K., Kayumov T.H. Tratamento cirúrgico da síndrome do pé diabético. Cirurgia do Uzbequistão, 2003, No.4. C.76-79.
111. Norchaev J.A. New direction of surgical treatment of diabetic suppurative osteoarthropathy. Atual issues of reconstructive surgery, Tashkent, 2004, 117 pp.
112. Norchaev J.A. Estudo clínico da ação da preparação enzimática cucumazyme no tratamento de úlceras tróficas dos membros inferiores em pacientes com diabetes mellitus. Relatórios da Academia de Ciências de Ruz, 2004, n.º 5, pp.67-70.
113. Norchaev J.A. Analgesia em pequenas amputações do pé em pacientes com diabetes mellitus. Problemas de Biologia e Medicina, 2004, n.º 3, pp. 77-78.
114. Norchaev J.A. Diagnóstico, classificação e tratamento da osteoartropatia diabética. "Abordagens osteoindutivas em traumatologia e ortopedia" Tashkent. 2005г. C.256-259.
115. Norchaev J.A. Medidas diagnósticas urgentes maloinvasivas em lesões necróticas purulentas do pé em pacientes com diabetes mellitus. Problemas

actuais da organização da ajuda médica de emergência. Tashkent, 2005.
116. Norchaev J.A. Estudos ecoosteométricos e químicos dos ossos do pé na síndrome do pé diabético. Surgery of Uzbekistan, 2005, n.º 3, pp. 74-76.
117. Norchaev J.A. Complex treatment of ischaemic form of purulent necrotic lesions of lower limbs in patients with diabetes mellitus taking into account micro and macroangiopathy. "Questões actuais da cirurgia especializada", Tashkent, 2007, p. 167.
118. Norchaev J.A., Ataliev A.E., Shotemirov V.Kh. Complicações purulentas após amputação da coxa em pacientes com diabetes mellitus. "Questões de infeção nosocomial em medicina de emergência". Samarkand, 2008.
119. Norchaev J.A. Caraterísticas clínicas e radiológicas, químicas e ecosteométricas da osteoartropatia diabética. Problemas de Biologia e Medicina, 2008, n.º 2-1, pp. 61-63.
120. Norchaev ZH.A.. Determinação do grau de gravidade do processo purulento-necrótico no pé na diabetes mellitus. Klinichna Khirurgiya, 2009, No. 9, pp. 36-37. 121.Norchaev ZH.A.Algoritmo de medidas terapêutico-diagnósticas na síndrome do pé diabético. Klinichna Khirurgiya, 2009, No. 10, pp. 33-35.
122. Norchaev J.A. Estimativa da gravidade da síndrome do pé diabético. Problemas de Biologia e Medicina, 2010, n.º 1, pp. 94-96.
123. Norchaev J.A., Babadjanov B.D. Caraterísticas clínicas e radiológicas das alterações ósseas e articulares na síndrome do pé diabético. Materiais do 2º Congresso de Traumatologistas de Moscovo, Moscovo, 2014, p.202-203.
124.Norchaev J.A., Babadjanov B.D. Diagnóstico, classificação e tratamento da osteoartropatia diabética. Materiais do 2º Congresso de Traumatologistas de Moscovo, Moscovo, 2014, p.200-201.
125. Norchaev J.A., Babadjanov B.D. Tratamento de úlceras tróficas das extremidades inferiores em pacientes com diabetes mellitus. Revista Médica do Uzbequistão, 2014, n.º 4, pp.11-13.
126. Norchaev J.A. Patogénese da osteoartropatia diabética. Jornal Médico do Uzbequistão, 2014, No.4, P.24-26.
127. Norchaev J.A. Manifestações clínicas de várias formas de síndroma do pé diabético. Materiais da conferência científica e prática "Problemas actuais de traumatologia e ortopedia" Samarkand, 2014, pp.335-336.
128. Norchaev J.A., Babadjanov B.D. Métodos de descarga do pé na osteoartropatia diabética. Materiais da conferência científica e prática "Problemas actuais de traumatologia e ortopedia" Samarkand, 2014, p.264-265.
129. Norchaev J.A. Normalização das medidas terapêuticas e de diagnóstico na

síndrome do pé diabético. "Problemas actuais de traumatologia e ortopedia" Samarkand, 2014, pp.342-344.
130. Norchaev J.A. Tratamento da osteoartropatia diabética. Jornal Médico do Uzbequistão, 2015, No.2 P.27-30.
131. Norchaev J.A. Análise química dos ossos na síndrome do pé diabético. "Leituras de Ilizarov", Rússia, Kurgan, 2015.
132. Norchaev J.A. Treatment of trophic ulcers of the lower extremities in patients with diabetes mellitus. "Leituras de Ilizarov", Rússia, Kurgan, 2015.
133. Norchaev ZH.A.Neuroosteoartropatia diabética. "Leituras de Ilizarov", Rússia, Kurgan, 2015.
134. NorchaevZH.A. Ibn Sino o tratamento da osteoartropatia diabética. Legado de Ibn Sina no desenvolvimento da medicina moderna, Termez, 2015.
135. Norchaev J.A. Caraterísticas do fluxo sanguíneo nos membros inferiores na osteoartropatia diabética. Boletim TMA, 2019, Edição Especial, pp. 74.
136. Norchaev J.A. Caraterísticas clínicas e neurológicas da patogénese da neuroosteoartropatia diabética. Neurologia, 2020, n.º 1, pp. 42-44.
137. Norchayev J.A. Uso de enzima proteolítica vegetal cucumazimum no tratamento úlcera trófica dos membros inferiores em pacientes com diabetes de açúcar. XIX conferência científica e prática com participação internacional "Metabolismo em adaptação e dano - dias de diagnóstico clínico e laboratorial em Don", Rostov, Rússia, 2020.
138. Norchaev J.A. Tratamento complexo da neuroosteoartropatia diabética. Neurologia, 2020, No. 4, pp.
139. Norchaev J.A. Adição à classificação da síndrome do pé diabético.Journal of Medicine and Innovations, 2021, No.2, pp. 50-53.
140. Norchaev J.A. Caraterísticas imunomorfológicas do curso da síndrome do pé diabético. Jornal de Medicina e Inovações, 2021, n.º 2, pp. 98-102.
141. Norchaev J.A. Caraterísticas morfológicas do curso da síndrome do pé diabético. Conferência dedicada ao 95.º aniversário do nascimento do académico Zufarov K. Tashkent, 2021.
142. Norchaev J.A. Caraterísticas morfológicas do curso da síndrome do pé diabético. Revista "Novo Dia em Medicina", 2022, nº 4 (42), pp. 189-191.
143. Norchaev J.A. Remédios naturais no tratamento da neuroosteoartropatia diabética. XXI Conferência Científica e Prática Inter-regional "Metabolismo em Adaptação e Dano - Dias de Diagnóstico Clínico Laboratorial no Don" Rostov, Rússia.
144. Norchaev J.A., Khamdamov S.I., Rakhmonov O.R. Predicting the course of diabetic foot syndrome (Previsão do curso da síndrome do pé diabético). A

REVISTA 2022, NO.2. Páginas 245-249.
145. Norchaev J.A, Khamdamov Sh.I. Predicting the course of diabetic foot syndrome (Previsão do curso da síndrome do pé diabético). Conferência internacional sobre desenvolvimentos na educação organizada em Amesterdão, Países Baixos 2022 190-194.
146. Norchaev J.A. Osteoartropatia diabética. Monografia. LAP Lambert Academic Publishing, 2022. 70 pp.
147. Norchaev J.A. Remédios naturais no tratamento da neuroosteoartropatia diabética. Edição especial do Journal of Innovation, Creativity and Art. 2023, 319-323.
148. Pavlov Yu.I. Análise das principais causas da baixa eficiência dos cuidados nas complicações purulentas-necróticas da síndrome do pé diabético. //Vestn. Khir. -2007. -№5. -str. 28-32.
149. Pavlov Y.I., Kholopov A.A., Sidorenko I.K. A normalização é eficaz no tratamento das formas necróticas purulentas do pé diabético. //Revista Eletrónica Internacional de Enfermagem. -2002.
150. Pavlova M.G., T.V. Gusov, N.V. Lavrishcheva. Síndrome do pé diabético. //Trudny Paciente. -2006, -№1. -C. 27-31.
151. Piksin I.N., Atyasov N.I., Kiseleva R.E. et al. Irradiação ultravioleta do sangue em cirurgia. //Cirurgia. -1990. -№11. -c.100-102.
152. Pupyshev M.L. Tratamento cirúrgico de lesões não destrutivas e destrutivas dos pés em pacientes com diabetes mellitus. // Resumo da dissertação... Dr.m.n. -Novosibirsk. -2001. -c.27.
153. Rakhimov M.R. Estudo farmacológico da enzima proteolítica doméstica papaína. // Tese do autor D. M. Sc. - Tashkent. - 2001. -c.28.
154. Rakhimova G.N. Fases iniciais da diabetes mellitus tipos 1 e 2 (caraterísticas da patogénese, diagnóstico, tratamento e prevenção). //Abstrato de dissertação do autor... Doutor em Ciências Médicas, -Tashkent. -2002. -c.39.
155. Rogachev V.A. Insulinoterapia intra-arterial no tratamento complexo das formas purulentas-necróticas do pé diabético. // "Cirurgia 2000". -Moscovo. -2000. -c.577-579.
156. Svetukhin A .M., Zemlyanoy A .B. Síndrome do pé diabético. //Materiais do V Fórum Científico Russo "Cirurgia - 2004". M. 2004. -str. 175-178.
157. Svetukhin A.M., Zemlyanoy A.B., Koltunov V.A. Resultados a longo prazo do tratamento de pacientes com formas purulentas-necróticas da síndrome do pé diabético. //Cirurgia. -2008. -№7. -str. 8-10.

158. Síndrome do pé diabético. Relatório do Centro de Investigação Endocrinológica da Academia Russa de Ciências Médicas. -2007. C.55.
159. Slesarenko S.S., Frankfurt L.A., Eremenko S.M. Aplicação de cavitação por ultra-sons e terapia de aplicação específica no tratamento complexo de feridas purulentas. //Cirurgia. -1998. -№8. -c.25-26.
160. Udovichenko O . V., Antsiferov M . B. Osteoartropatia diabética. / O Médico que Trata. -2002. -№5. -C. 30-34.
161. Udovichenko O.V., Galstyan G.R. Curativo de descarga imobilizante (gesso de contacto total) no tratamento de úlceras tróficas em pacientes com diabetes // Diabetes Mellitus. 2003. № 3. C. 29-34.
162. Ulyanova I.N., Macherets E.A., Tokmakova A.Yu. Marcadores bioquímicos do metabolismo ósseo no diagnóstico diferencial da osteomielite hematogénica e da fase aguda da osteoartropatia diabética. Vestn. Khir. 2003, No. 4, pp. 34-37.
163. Chur N.N., Grishin I.N., Kazlovskiy A.A., Kokoshko Y.I. Etiologia, patogénese, classificação e tratamento cirúrgico da síndrome do pé diabético. //Cirurgia. 2003. №4. C.42-46.
164. Shaposhnikov V.I., Zorik V.V.. Tratamento combinado de lesões purulentas-necróticas dos membros inferiores na diabetes mellitus. /Cirurgia. -2001. -№2. -c.46-49.
165. Shaposhnikov Y.G., Rudakov B.Y., Berchenko G.N. et al. Tratamento complexo de feridas purulentas utilizando a irradiação UV do sangue. //Cirurgia. - 1988. -№4. -c.17-21.
166. Shor N.A. Tácticas cirúrgicas na angiopatia diabética das extremidades inferiores com lesões necróticas purulentas. //Cirurgia. -2001. -№6. - c.29-33.
167. Shulutko A.M., Antropova N.V., Kruger Yu.A. NO therapy in patients with diabetes mellitus complicated by purulent-necrotic lesions of the lower extremities. //Cirurgia. - 2004. - №12. - pp. 43-46.
168. Acton KJ, Shields R, Rith-Najarian S, Tolbert B, Kelly J, Moore K, Valdez L, Skipper B, Gohdes D. Applying the diabetes quality improvement project indicators in the Indian Health Service primary care setting: Diabetes Care 2001 Jan;24(1):22- 26.
169. Ali SM, Basit A, Sheikh T, Mumtaz S, Hydrie MZ. Úlcera do pé diabético - um estudo prospetivo. J Pak Med Assoc 2001 Feb;51(2):78-81.
170. Associação Americana de Diabetes. Padrões de cuidados médicos em diabetes-2007. Diabetes Care. 2007; 30(Suppl.1):S4-S41.
171. Associação Americana de Diabetes. Padrões de cuidados médicos em diabetes - 2008. Diabetes Care. 2008;31:S12-S54.

172. Associação Americana de Diabetes (ADA). Padrões de cuidados médicos em diabetes.
IV. Prevenção/retardamento da diabetes tipo 2. Diabetes Care. 2007;30:S7-S8.
173. Andel M. [Diabetologia no limiar do século XXI]: Vnitr Lek 2001 May;47(5):277-280.
174. Apelqvist J. Qual é a forma mais eficaz de reduzir a incidência de amputação no pé diabético? // Diabetes metab. Rev. -2000. -Vol. 16. №1/ -P. 75-83.
175. Bakker DJ. Oxigenoterapia hiperbárica e o pé diabético. Diabetes Metab Res Rev 2000 Sep-Oct;16 Suppl 1:S55-58.
176. Bachmann MO, Eachus J, Hopper CD, et al. Desigualdades socioeconómicas nas complicações da diabetes, controlo, atitudes e utilização dos serviços de saúde: um estudo transversal. Diabet Med. 2003 Nov;20(11):921-9.
177. Barnett AH. Uma revisão das insulinas basais. Diabet Med. 2003 Nov;20(11):873-85.
178. Benotmane A, Mohammedi F, Ayad F, Kadi K, Medjbeur S, Azzouz A. Management of diabetic foot lesions in hospital: costs and benefits: Diabetes Metab 2001 Dec;27(6):688-694.
179. Calle-Pascual AL, Duran A, Diaz A, et al. Comparação da reconstrução arterial periférica em doentes diabéticos e não diabéticos: um estudo prospetivo de base clínica: Diabetes Res Clin Pract 2001 Aug;53(2):129-36.
180. Campbell LV, Graham AR, Kidd RM, et al. O membro inferior em pessoas com diabetes. Declaração de posição da Sociedade Australiana de Diabetes: Med J Aust 2000 Oct 2;173(7):369-372.
181. Caravaggi C, Faglia E, De Giglio R, et al. Eficácia e segurança de um molde não removível de fibra de vidro versus um sapato terapêutico no tratamento de úlceras neuropáticas do pé: um estudo aleatório. Diabetes Care 2000 Dec;23(12):1746- 1751.
182. Davies S, Gibby O, Phillips C, et al. The health status of diabetic patients receiving orthotic therapy: Qual Life Res 2000 Mar;9(2):233-240.
183. Deery HG, Sangeorzan JA. Salvando o pé diabético com especial referência ao doente com insuficiência renal crónica. Infect Dis Clin North Am 2001 Sep;15(3):953-81.
184. Elftman NW. Gestão ortótica do membro neuropático. Phys Med Rehabil Clin N Am 2000 Aug;11(3):509-551.
185. Embil JM, Nagai MK. Becaplermin: fator de crescimento derivado de plaquetas recombinante, um novo tratamento para a cicatrização de úlceras do pé diabético. Expert Opin Biol Ther 2002 Feb;2(2):211-218.
186. Frykberg RG, Bailey LF, et al. Propriedades de descarga de uma palmilha de balancim. Um estudo preliminar. J Am Podiatr Med Assoc 2002 Jan;92(1):48-53.
187. Gazis A, Pound N, Macfarlane R, et al. Mortalidade em doentes com

osteoartropatia neuropática diabética (pé de Charcot). Diabet Med. 2004 Nov;21(11):1243-6.
188. Gonzalez ER, Oley MA. The management of lower-extremity diabetic ulcers. Manag Care Interface 2000 Nov;13(11):80-87.
189. Harrison AJ, Hillard PJ. Uma técnica baseada em momentos para o alinhamento espacial automático de dados de pressão plantar. Proc Inst Mech Eng [H] 2000;214(3):257-264.
190. Hartemann-Heurtier A, Marty L, Ha Van G, Grimaldi A. Role of antibiotic therapy in diabetic foot management (Papel da terapia antibiótica no tratamento do pé diabético). Diabetes Metab 2000 May;26(3):219-224.
191. Jirkovska A. [A síndrome do pé diabético - uma das complicações mais graves nos diabéticos]: Vnitr Lek 2001 May;47(5):311-314.
192. Kreyden OP, Hafner J, Burg G, Nestle FO. Relato de caso de terapia com fator estimulante de granulócitos no pé diabético. //Hautarzt 2001 Apr;52(4):327-330.
193. La Fontaine J, Reyzelman A, Rothenberg G, Husain K, Harkless LB. The role of revascularisation in transmetatarsal amputations: J Am Podiatr Med Assoc 2001 Nov-Dec;91(10):533-535.
194. Murphy B.J.. ADA Recommendations for Foot Care in People with Diabetes (Recomendações da ADA para o tratamento dos pés em pessoas com diabetes) 13 de março de 2005.
195. Plummer E.S., Albert S.G. Focused assesment of foot care in older adults. Journal of the American Geriatrics Society, 1996, 44(3), 310-313.
196. Sambrook P.N., Rodriguez J.P., Washnish R.D. et al. Alendronate in the prevention of osteoporosis: 7-year follow-up. //Osteoporosis International. - 2004. - Vol. 15 : 483-488.
197. Thomas SR, Perkins JM, Magee TR, Galland RB. Amputação transmetatarsal: uma experiência de 8 anos. Ann R Coll Surg Engl 2001 May;83(3):164-166.
198. Vayssairat M, Le Devehat C. [Angiopatia diabética: o papel da exploração microvascular na prática de rotina. Consequências de um novo algoritmo para o tratamento do pé diabético]. J Mal Vasc 2001 Apr;26(2):126-129.
199. Wagner S, Reike H, Angelkort B. [Agentes patogénicos altamente resistentes em doentes com síndrome do pé diabético, com especial referência a infecções por Staphylococcus aureus resistentes à meticilina]. Dtsch Med Wochenschr 2001 Nov 30;126(48):1353-1356.

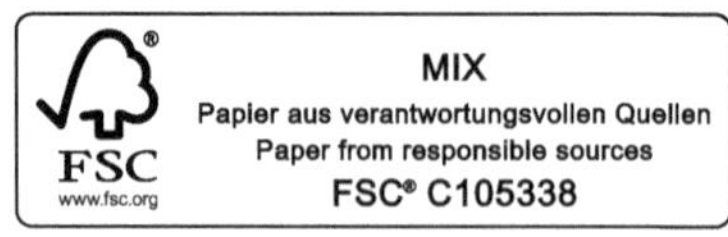

Printed by Books on Demand GmbH, Norderstedt / Germany